PARALLÈLE

ENTRE LES

EAUX DE VALS

ET LES

EAUX DE VICHY

AU DOUBLE POINT DE VUE CHIMIQUE ET THÉRAPEUTIQUE

PAR

LE Dr TOURRETTE

MÉDECIN CONSULTANT A VALS

AUBENAS

IMPRIMERIE TYPOGRAPHIQUE DE CHEYNET

1865

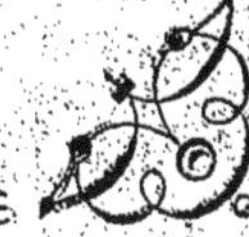

PARALLÈLE

ENTRE LES

EAUX DE VALS

ET LES

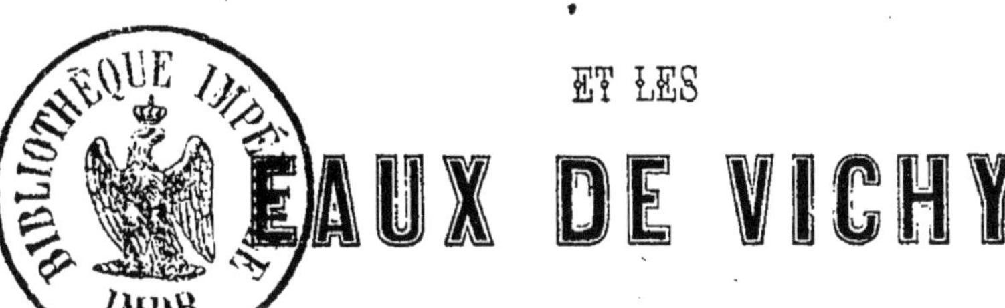

EAUX DE VICHY

AU DOUBLE POINT DE VUE CHIMIQUE ET TRÉRAPEUTIQUE

PAR

LE Dr TOURRETTE

MÉDECIN CONSULTANT A VALS

AUBENAS

IMPRIMERIE TYPOGRAPHIQUE DE CHEYNET

1865

AVERTISSEMENT.

Une pratique, déjà bien longue, m'ayant appris que les Eaux de Vals, tout en possédant, d'une manière générale, les mêmes applications thérapeutiques que celles de Vichy, donnent par leur emploi savamment combiné des résultats plus satisfaisants que ces dernières dans plusieurs maladies tributaires des Eaux alcalines, j'ai été naturellement amené à étudier les substances chimiques qui distinguent la composition des Eaux de ces deux importantes stations, et j'ai pu constater que si l'on observe une analogie générale dans leur minéralisation, on y observe aussi des différences partielles qui peuvent donner l'explication des différences dans les résultats obtenus : résultats qui, je ne crains pas de l'affirmer, sont toujours en faveur des Eaux de Vals.

Les sources de Vals sont nombreuses, puissantes et riches ; leurs principes minéralisateurs, identiques au fond, varient néanmoins pour chacune d'elles ; elles varient depuis 1 gramme de principes fixes, jusqu'à 9 grammes en passant par tous les degrés intermédiaires. Aussi nulle part, que je sache, on ne trouve autant de ressources qu'à Vals pour varier le traitement et l'accommoder à toutes les nuances de tempérament et de maladies; avantage thérapeutique inapréciable qui permet au médecin de produire par leur emploi depuis l'effet hygiénique le moins prononcé jusqu'au résultat médicamenteux le plus énergique.

Il résulte de nombreux rapprochements statistiques que les Eaux de Vals sont supérieures à celles de Vichy, 1° dans les maladies des voies digestives. En effet dans les dyspepsies, les gastralgies, les gastrites chroniques, etc. le traitement doit être commencé, de l'avis unanine des hydrologues, par l'Eau des sources peu minéralisées afin de ne pas imposer aux estomacs faibles et souffrants un travail qu'ils ne pourraient pas supporter : Or, Vals possède une source qui est moitié moins minéralisée que la moins minéralisée des sources de Vichy. M. Durand-Fardel a donc raison de dire : « Il ne manque qu'une seule chose à Vichy, ce sont les sources faiblement minéralisées. On peut donc traiter à Vals les malades que les médecins de Vichy, de leur aveu même, sont obligés de diriger sur d'autres stations thermales. Vals est donc en droit de réclamer pour lui les dyspeptiques, les gastralgiques, les gastrités, les cachectiques, etc. qui ne se trouvent pas mieux des Eaux de Pougues et de Saint-Alban que de celles de Vichy.

2° Les Eaux de Vals sont encore supérieures à celles de l'Allier dans les affections hépatiques. Ici, en effet, il faut des Eaux chargées en bicarbonate de soude et franchement carboniques. Un coup d'œil jeté sur le tableau comparatif — qu'on trouvera plus loin — suffira pour donner une idée de l'avantage marqué que les sources de Vals possèdent sur celles de Vichy.

3° Les Eaux de Vals sont souveraines dans le traitement de la gravelle urique. Il est d'expérience clinique que certaines sources de Vals ont une *puissance expulsive* supérieure à celles de Vichy dans le traitement de cette affection diathésique, précisement à cause de leur *forte mineralisation.*

4° Mais là où les Eaux de Vals sont infiniment plus avantageuses que celles de Vichy c'est dans toutes les affections qui reconnaissent pour cause ou pour effet un *appauvrissement*, une *déglobulisation*, une *déferrugination* du sang. En effet, sous l'influence de nos Eaux ferro-manganiques et ferro-arsénicales, on voit des chlorotiques des anémiques, des cachectiques, des fébricitants renaître comme par enchantement à la vie. Ceci n'est pas une assertion vague, hasardée, et comme on le dit *à effet*; c'est le résultat pratique de longues et consciencieuses études, ayant pour base l'expérience et l'observation.

En résumé, nous traitons, avec un égal succès, toutes les maladies qu'on traite à Vichy, et, avec un avantage beaucoup plus prononcé, la généralité des affections gastro-intestinales, hépatiques, génito-urinaires, chloro-anémiques, diabétiques, albuminuriques et paludéennes, alors surtout qu'elle s'accompagnent d'une débilité générale si commune dans les affections de long cours.

Notre parallèle trouvera-t-il des contradicteurs ? Notre œuvre est trop modeste pour provoquer la critique. Si on l'attaque, — c'est assez le premier sort de toute vérité — Nous répondrons avec M. de Voltaire : « La vérité a des droits imprescriptibles ; comme il est toujours temps de la découvrir, il n'est jamais hors de saison de la défendre. « Malgré notre insuffisance, nous la défendrons. C'est notre droit et notre devoir. Nous n'y faillirons pas.

Dr Tourrette.

PARALLÈLE

entre les

EAUX DE VALS

ET LES

EAUX DE VICHY

AU DOUBLE POINT DE VUE CHIMIQUE & THÉRAPEUTIQUE

Le parallèle que M. Durand-Fardel trace entre les Eaux de Vals et celles de Vichy contient des erreurs et des aveux que nous allons faire connaître, en étudiant leurs applications aux nombreuses et diverses maladies tributaires des eaux bicarbonatées sodiques.

Dans la première édition de son *Traité thérapeutique des eaux minérales*, M. Durand-Fardel dit : « Les Eaux de *Vals* sont certainement les eaux les plus *riches* que l'on connaisse en bicarbonate de soude. Elles ne le sont pas moins en *acide carbonique*, et sont en outre *notablement ferrugineuses.* »

« L'établissement de Vals a peu d'importance (1) : La minéralisation de ses Eaux en a beaucoup ; peut-être même sa *richesse* ne serait-elle pas sans inconvénient dans *beaucoup de cas* où les eaux

(1) Sans nul doute notre Établissement thermal laisse beaucoup à désirer non-seulement sous le rapport de l'architecture, mais encore sous celui de l'*outillage*, si je puis m'exprimer ainsi. Cependant tout incomplet qu'il est, il renferme trente baignoires dans trente cabinets vastes, propres, bien aérés ; il possède aussi un système de douches d'une précieuse utilité.

bicarbonatées sodiques se trouvent indiquées. Nous inclinons d'autant plus à le penser que les *Eaux de Vichy nous ont paru, dans plus d'une circonstance* trop minéralisées elles-mêmes. »

Dans la deuxième édition, l'éminent hydrologue ajoute (p. 191): « Les Eaux de Vals sont employées en bains depuis un certain nombre d'années et ne présentent pas une *installation en rapport avec leur importance réelle. Elles se rapprochent de celles de Vichy, dont elles doivent produire une partie des applications, et surtout les propriétés résolutives.* Mais l'absence de *thermalité* une minéralisation souvent élevée, une moindre tolérance par l'appareil digestif, les en distinguent. »

« Les Eaux de Vals sont remarquables par leur composition qui les rapproche des Eaux de Vichy, et assigne à ces deux stations thermales *une place à part* parmi les bicarbonatées sodiques. Si la plupart des sources de Vals sont *minéralisées d'une manière peut-être excessive, quelques-unes se présentent dans des conditions tout opposées, et qui permettent de les utiliser dans bien des circonstances où les premières seraient tout à fait inapplicables* Cependant il convient de faire remarquer que c'est précisément leur forte minéralisation qui caractérise les Eaux de Vals.

» Il y a à Vals, depuis 1845, un établissement thermal assez incomplet (1) : jusque-là les Eaux n'étaient usitées qu'en boisson. Les bains sont élevés à la température voulue par le coupage avec l'eau douce chaude, le meilleur procédé près d'eaux minéralisées à ce degré.

» Les Eaux de Vals nous sont peu connues dans leurs applica-

---

(1) Le savant et illustre Dupasquier, comprenant tout l'avantage qu'il y aurait à employer simultanément les Eaux de Vals en boisson et en bains, se livra à de nombreuses expériences pour s'assurer si les Eaux de Vals, convenablement chauffées, ne pourraient pas être prises en bains.

Voici le résultat de ces expériences.

» L'eau chauffée à 60, 70, 80 degrés et même au-delà perd une assez grande quantité de son acide carbonique ; mais les essais que j'ai faits à cet égard démontrent qu'il en reste suffisamment pour retenir en dissolution (à l'état de bicarbonate) le carbonate de fer, de chaux et le carbonate de magnésie, lesquels ne se précipitent que par l'ébullition de ce liquide. Le bicarbonate de soude reste également sans altération, car il n'est décomposable que par la chaleur de l'eau bouillante. L'eau de la nouvelle source de Vals — source des bains — employée pour bains, reste donc, après avoir été suffisamment chauffée, une *eau alcaline tout-à-fait analogue à l'eau de Vichy.* » (Notice chimique et médicale p. 60).

tions. Celles-ci doivent se *rapprocher beaucoup des applications des Eaux de Vichy*, et particulièrement des sources froides et ferrugineuses, *nous les croyons moins applicables aux affections de l'appareil digestif ;* mais elles doivent posséder *à un haut degré* leurs qualités résolutives, et s'appliquer spécialement à la *gravelle urique*, aux *engorgements hépatiques et spléniques et à certains états anémiques.* »

« Les Eaux de Vals, qui renferment plus de 7 grammes de bicarbonate de soude, sont sans doute trop minéralisées pour être d'une application convenable à beaucoup de cas de dyspepsies. Cependant, nous ne pouvons douter qu'elles ne soient propres à *rétablir les digestions difficiles* et languissantes dans les cas franchement atoniques. » (1)

(*Durand-Fardel. Ouvrage cité, p.* 579.)

Avant de répondre aux critiques et aux aveux dont Vals et Vichy sont l'objet de la part de l'éminent hydrologue, le lecteur nous permettra de mettre sous ses yeux des citations extrêmement intéressantes datant du commencement du dix-septième siècle. Aux expressions près, nous retrouverons dans le cours de cette étude les mêmes appréciations chez les auteurs du dix-huitième siècle, et aussi chez nos contemporains ; appréciations que de nombreuses observations cliniques confirment chaque jour depuis plus de deux cent cinquante ans.

» Les Eaux de Vals, disait en 1609, M. Expilly, président du parlement de Grenoble, sont bonnes en tout temps, notamment en mai, juin, juillet, août et septembre. Elles font des merveilles, *confortent l'estomac*, en tirent les crudités et la bile, *tempèrent le foie*, déchargent la rate, chassent les vents et la mélancolie des hypocondres, ouvrent les obstructions et opilations, font perdre les pâles couleurs et la jaunisse, purifient le sang, rafraîchissent les reins, guérissent les hydropisies et coliques, font jeter la pierre qui n'est pas trop avancée, comminent et évacuent le calcul et la gravelle, soit des reins, soit de la vessie, rendent fécondes les femmes stériles qui ne sont point hors d'âge de porter enfant, *rhabillent* la matrice, provoquent et

(1) *Dictionnaire général des Eaux minérales, p.* 892, *t.* 2.

règlent le flux menstruel, clarifient la vue en s'en lavant les yeux, ouvrent l'appétit, fortifient le corps et le font sain, dispos et comme rajeuni et renouvelé. Elles n'ont aucune qualité nuisible au corps, pourvu qu'on en use avec prudence, sans excès, ni *débauche.* »

En 1639 Cl. Reynet, pharmacien à Aubenas publia un opuscule sur les Eaux de Vals. Cette brochure, assure M. Brun, de Montelimar, est écrite d'une manière inintelligible.

En 1657, le docteur Fabre fit paraître le premier travail sérieux qu'on eut fait sur nos Eaux. L'ouvrage du Dr Fabre contient des observations fort justes et des aperçus ingénieux ou pleins d'originalité.

Cet auteur traite longuement, en 16 chapitres « *des maladies auxquelles sont propres les Eaux de Vals.* » (1)

1° Qu'il n'est point de remèdes plus universel que les Eaux de Vals.

2° Que les Eaux de Vals sont excellentes contre la plupart des maladies de l'estomac.

3° Que les Eaux de Vals sont excellentes contre la douleur colique.

4° De l'excellence de nos Eaux contre le flux du ventre.

5° Que les Eaux de Vals sont excellentes contre les vers.

6° Que les Eaux de Vals sont souveraines contre les obstructions du mesentère.

7° Que les Eaux de Vals sont excellentes au grand flux des hémorrhoïdes.

8° Que les Eaux de Vals sont merveilleuses contre le dérèglement des purgations menstruelles des femmes.

9° Que les Eaux de Vals sont incomparables contre le *perdre* blanc des femmes.

10° Que les Eaux de Vals sont merveilleuses contre les intempéries et imbécilités du foie.

11° Que les Eaux de Vals sont incomparables contre les obstructions de la rate.

---

(1) Le lecteur tiendra compte du style de l'époque, dans la juste critique qu'il pourrait faire du ton affirmatif du titre de ces 16 chapitres.

12° Que les Eaux de Vals sont merveilleuses contre la mélancolie hypocondriaque.

13° Que les Eaux de Vals sont excellentes contre les cachexies et atrophies.

14° Que les Eaux de Vals sont souveraines contre la gravelle et le calcul.

15° Que les Eaux de Vals sont très - excellentes et souveraines pour les femmes stériles.

16° Que les Eaux de Vals sont le vrai et le grand remède contre les obstructions du foie et contre la jaunisse.

Serrier, médecin d'Arles — Bouches-du-Rhône — a publié en 1673, deux ouvrages : *observationes médicœ* ; *hydatologie.*

A en croire Serrier, il semblerait, qu'à cette époque, on allait en foule à Vals, et que les gens de la Cour *n'allaient à Vichy* que secondairement.

L'emploi usuel à la Cour de Versailles des Eaux de Vals ressort manifestement des documents de l'époque. J'ai sous les yeux un grand nombre de lettres adressées à un Monsieur Champanhet, fermier des Eaux de Vals, par de hauts personnages de la Cour de Louis XV ; entre autres par le Cardinal Fleury, le Comte de Cossé, le Marquis de Rouillé etc. etc. Ces lettres constatent que le port de douze bouteilles d'eau de Vals, rendues a Versailles étaient de 70 livres, deux sols. Les temps sont biens changés ! L'expédition des bouteilles adressées aux pharmaciens et aux malades n'est plus que de 30 francs la caisse de 50 bouteilles rendue en gare.

En 1675, Duclos, membre de l'Academie des sciences, chargé de faire l'analyse des principales eaux minérales de France, donne a la source *Dominique du Vitriol de mars.* D'après ce Chimiste, les autres sources laissent, par l'évaporation, un *sel nitreux*, *blanc très lixiviel.*

En 1768, Lamartinière, dans son *Dictionnaire historique*, cite un passage de Pigagnol emprunté à sa description de la France, fol, 4. Dans ce remarquable ouvrage, il est question des analyses et des propriétés des diverses sources de Vals

En 1774, Raulin, dans son *traité analytique*, consacre un chapitre aux Eaux de Vals.

Boniface et Madier ont fait imprimer vers la fin du dernier siècle, des monographies sur les propriétés des Eaux de Vals. Je regrette de n'avoir pu me procurer ces deux ouvrages, qu'on assure être parfaitement faits pour l'époque où ils parurent (1780).

En 1784, M. Arnaud, *maître chirurgien gradué dudit Vals*, assure, dans son opuscule, approuvé par MM. les docteurs Duclaux, Aymard et Ambry « que les Eaux de Vals sont en général purgatives, en particulier diurétiques, apéritives et détersives. »

« J'ose affirmer, dit-il, que je leur ai vu faire des *miracles* sur des malades que la médecine avait abandonnés à la nature; j'ai vu une personne respectable qui me fit connaître une tumeur, sensible au tact, sur la région du foie. L'usage qu'elle fit des Eaux de Vals pendant un mois fit fondre cette tumeur sensiblement.

« Elles rétablissent les digestions, stimulent l'estomac, et procurent de l'appétit. »

« Elles guérissent les coliques bilieuses. -- J'ai vu depuis peu guérir le flux hépatique chez un Monsieur qui venait de l'Isle de France. »

« Elles sont spécifiques pour guérir les hémorrhoïdes. — Par leur usage les femmes stériles deviennent souvent fécondes. Elles sont très-favorables pour guérir les migraines. »

« J'ai éprouvé leurs bons effets dans les affections hystériques et hypocondriaques : elles procurent le sommeil. »

« Elles sont merveilleuses pour entraîner les graviers des reins et de la vessie. — J'en ai vu de bons effets dans les douleurs rhumatismales, sans engourdissement ni enflure. »

« Je suis assuré de leurs bons effets dans les vomissements habituels. »

« J'ai vu guérir des personnes tourmentées de coliques provenant du *picotement* du tœnia ou ver solitaire.

« Leurs effets sont connus dans les maladies cutanées, comme dartres de toute espèce, pustule sudorale. — Leur action rétablit les voies de la transpiration. — L'on peut s'en servir dans les gonorrhées. »

« Leurs bonnes qualités dans les ophthalmie sèches sont également reconnues. »

« Dans le ténesme, dissenterie, l'on peut en faire sa boisson ordinaire. — Je ne dois pas omettre leurs bons effets dans les jaunisses et les pâles couleurs. »

« J'ai été témoin des merveilles que la Dominique opère dans les fièvres quartes; entre autres, en l'année 1780, elle procura une parfaite guérison à un Monsieur de Montpellier qui avait cette fièvre depuis environ un an. — La Dominique porte ce nom parce qu'elle guérit un religieux Dominicain d'une fièvre quarte invéterée. »

Lieutaud, l'auteur du *précis de médecine pratique*, cite les Eaux de Vals à chaque page de cet ouvrage.

Sauvages parle souvent et avec éloge des Eaux de Vals. Le fameux Portal, dans ses *observations de la nature et du traitement du foie* p. 348, dit que ce célèbre nosologiste a observé un espèce de vomissement bilieux chez une femme qui avait eu plusieurs fois la jaunisse, et qui avait une grande aversion des aliments, et surtout des viandes. Cette malade était soulagée pendant les hivers par l'usage des Eaux thermales et pendant l'été, par les Eaux acidules gazeuses de Vals. »

En 1845, M. Dupasquier, par suite de l'analyse des Eaux de la Chloé, fit paraître une *notice chimique, médicale et topographique* comme savait les faire ce professeur, dont la plume élégante et facile devrait servir de modèle à tous ceux qui écrivent sur les Eaux minérales.

Alibert, Patissier, Pétrequin et Socquet, Herpin de Metz, James, ont parlé de nos Eaux avec éloge.

On le voit par cet exposé historique, peut-être un peu long, les Eaux de Vals ont subi la grande et terrible épreuve du temps, de l'observation et de l'expérience. Elle leur a été favorable, et j'ai la conviction que si l'on eut appelé l'attention du praticien sur les vertus curatives de nos Eaux dans les affections tributaires de la modification alcaline et ferro-arsénicale, notre station thermale occuperait aujourd'hui le premier rang, qu'elle saura, je l'espère, reconquérir, car il lui appartient de droit.

Il suffirait, pour donner une idée de l'importance des Eaux de Vals, de citer les chimistes qui se sont occupés de leur analyse : je me bornerai a indiquer Sauvages, Venel, Bayeux, Raulin, le Camu, Long-Champ, Berthier, Alibert, Guibourg, Dupasquier, Chevalier, Brun, Dorvault, O-Henry, Bouïs, Lavigne, Moitessier etc.

D'après ces habiles chimistes, les Eaux de Vals sont acidules, gazeuses bicabornatées sodiques, ferrugineuses, arsénicales, et participent également de celles de Vichy et de Spa de Bussang : mais l'acide carbonique qu'elles contiennent en plus grande abondance les rend d'une digestion plus facile et d'un emploi plus général.

Les Eaux de Vals, dit M. Durand-Fardel, sont trop *fortes.* A ce singulier reproche, nous répondrons avec M. Bertrand, fils, du Mont-Dore : « qui dit *force* dit mouvement, et le mouvement, c'est la vie. Les Eaux ne guérissent qu'autant qu'elles sont *fortes. Faibles*, à quoi donc et à qui donc seraient-elles bonnes? Quel effet positif sort en pareil cas de l'inertie ? Cette *force,* des mains expérimentées la modèrent, la disciplinent, l'utilisent.

On ne vient aux Eaux que pour des affections déjà anciennes, des maladies de long cours contre lesquelles la nature a épuisé toutes ses ressources. Vaincue et maintenant impuissante, elle ne peut plus se relever seule et sans aide. Cet indispensable secours, les Eaux le lui donnent, quand leur intervention est opportune et bien dirigée. Mais, on ne saurait trop le répéter ici, la question n'est pas de frapper fort, mais de frapper juste. »

Voyons, d'ailleurs, si ce reproche, de trop de richesses qui revient dans l'ouvrage de M. Durand-Fardel avec une persistance qu'on croirait affectée, n'était l'honorabilité bien connue du savant hydrologue, qui revient, dis-je, *souvent, trop souvent même,* dans l'application de l'emploi des Eaux de Vals, est fondé réellement.

		VALS.		Grammes.
Source	Marie.	Bicarbonate de soude		0 893.
—	Saint-Jean	—	—	1 480.
—	Victorine	—	—	3 340.
—	Rigolette	—	—	5 800.
—	Précieuse	—	—	5 940.
—	Désirée	—	—	6 040.
—	Magdeleine	—	—	7 280.

Un simple coup d'œil jeté sur ce tableau prouvera à tous ceux qui, de parti pris, ne veulent pas fermer les yeux à la lumière, que les Eaux de Vals possèdent une *gamme de minéralisation* qui à elle seule, aurait dû faire depuis long-temps, et doit faire, dans un avenir très-prochain, de notre bassin hydrologique, une station thermale à part, sans analogue dans le monde entier.

Les sources de Vichy, selon l'expression aussi originale que vraie de mon savant et spirituel confrère Munaret, *sont autant de robinets au même tonneau.* En effet :

	VICHY.		Grammes.
Source des Dames.	Bicabornate	de soude	4 016.
— Lardy	—	—	4 461.
— Des Célestins	—	—	5 103.
— De l'Hopital	—	—	5 150.
— Grande Grille	—	—	4 883.
— Lucas.	—	—	5 004.
— Larbeau	—	—	4 687.

Aussi, nulle part, que je sache, on ne trouve autant de ressources qu'à Vals, pour varier le traitement et l'accomoder à toutes les nuances de tempéraments et de maladies, car nos sources ne sont pas seulement nombreuses. puissantes et riches; elles sont encore minéralisées de manière à produire, dans des mains habiles et expérimentées, tous les effets qu'on se propose d'obtenir par l'emploi des Eaux de Vichy, d'Ems, de Saint-Alban, d'Évian.

M. Durand-Fardel est obligé de faire l'aveu suivant, qui n'a pas besoin de commentaire: « Il ne manque qu'une chose à Vichy, ce sont les sources faiblement minéralisées. Aussi, lorsque à propos de toutes les sources minérales qui viennent à se découvrir ou à s'obtenir artificiellement à Vichy ou dans ses environs, on s'efforce de prouver qu'elles sont plus minéralisées que leurs aînées, on a bien tort. Ce n'est pas les sources *fortes* qui manquaient à Vichy, ce sont les sources *faibles.* »

Dans une notice adressée à l'Académie, mon savant confrère et ami le Dr Chabanne dit, en parlant du reproche qu'adresse à nos Eaux

M. Durand-Fardel : « Ce reproche, juste pour Vichy, Vals ne le mérite pas ; puisqu'on trouve dans ces diverses sources tous les degrés de l'alcalisation ; puique Vals, enfin, réunit les trois classes dans lesquelles on pourrait ranger les Eaux biscarbonatées sodiques, froides : Eaux Biscarbonatées sodiques *fortes* — *Rigolette*, Précieuse, Désirée, Magdeleine — *moyennes* — Victorine ; *faibles* — Saint-Jean, Marie.

C'est cette diversité, cette variété de minéralisation qui a fait dire à M. le docteur Chauvin « que les Eaux de Vals peuvent produire, en les employant savamment, depuis l'effet hygiénique le moins prononcé, jusqu'au résultat médicamenteux le plus énergique. »

Mais là ne se borne pas la supériorité des Eaux de Vals sur celles de Vichy ; elles sont encore plus gazeuzes, et par cela même plus digestibles.

Le tableau suivant rendra encore cette vérité évidente à tous les yeux.

			Grammes.
Sources de Vals.	Désirée.	Acide Carbonique	2 145.
—	Précieuse	— —	2 218.
—	Rigolette	— —	2 090.
—	Magdeleine	— —	2 050.
Sources de Vichy.	Grande Grille.	Acide carbonique	0 908.
—	Chomel	— —	1 767.
—	De l'Hopital	— —	1 067.
—	Des Célestins	— —	1 299.

Il est aujourd'hui incontestable et incontesté que le *gaz acide carbonique* libre que renferment les Eaux alcalines les rend plus agréables à boire. Si, à lui seul, il ne communique point aux Eaux les propriétés médicales qui les distinguent, il est néanmoins un auxiliaire très-utile ; il leur enlève la saveur salée ou alcaline peu agréable qu'elles auraient sans lui ; il leur donne un goût acidule qui plaît et les fait rechercher, même pour l'usage de la table. En outre, introduit avec elles dans l'estomac, il facilite la digestion, l'accompagne jusqu'à ce qu'elle soit achevée, et en fait des Eaux hygiéniques, légères qui sont bien supportées ; tandis que, sans lui elles deviendraient lourdes et provoqueraient le dégoût. »

(Pétrequin et Socquet).

Les Eaux de Vichy ont un goût *urineux*, qui répugne à la plupart des malades. Celles de Vals, de l'avis unanime des buveurs, ont un *goût très-agréable* et sont remarquablement digestibles. D'ailleurs, comme nous venons de le voir, les Eaux de Vals contiennent deux fois plus d'acide carbonique que celles de Vichy. Ces chiffres ont une logique qui leur est propre.

Veut-on une preuve directe de cette vérité ; la voici : « l'Eau alcaline de Saint-Alban ne produit plus le même effet lorsqu'elle est *plus ou moins privée de son gaz acide carbonique.* On observe cela dans le temps d'orage. Le gaz de la source, se trouvant alors moins comprimé, s'échappe à gros bouillons, ce qui a pour effet de désacidifier l'eau en partie, de la rendre plus saline, et de lui donner un goût *saumâtre dont l'estomac ne se trouve pas aussi bien.* (Niepce), *Journal de médecine de Lyon*, 1843, IV, 31. »

Le Docteur Lucas avait fait à Vichy la même observation. « Dans les temps d'orage, dit ce savant inspecteur, il faut boire les Eaux de Vichy avec précaution, car elles sont d'une *digestion laborieuse ; elles causent un ballonnement du ventre.*

L'abondance du gaz acide carbonique est donc d'une importance capitale.

Beaucoup d'Eaux minérales ferrugineuses, qui ne sont pas à basse température ou qui ne contiennent pas un *excès d'acide carbonique*, ne peuvent supporter le transport sans éprouver une notable déperdition. En effet, les sels ferriques s'attachent à la paroi de la bouteille, ou se forment en sédiment floconneux. Alors les effets thérapeutiques obtenus à distance sont loin d'être concordants avec ceux signalés par les médecins inspecteurs aux sources mêmes.

En effet, « l'acide carbonique est, assure M. Herpin, l'esprit vital des Eaux minérales ; c'est un de leurs principes les plus utiles et les plus efficaces. »

« Introduit dans l'estomac, combiné avec l'eau, le gaz acide carbonique se dégage doucement et provoque sur la muqueuse digestive une stimulation légère, continue, qui s'étend sur toute cette surface, en pénètre les moindres plicatures, s'exerce sur les follicules, comme sur les villosités, soumet, en un mot, la totalité du viscère à un surcroît d'activité qui, en aucun cas, n'a de danger, puisqu'il n'est que l'augmentation de l'action organique normale. — Contractilité, sécrétion, sensibilité, tout s'exagère momentanément dans de justes limites que jamais on n'a vu dépasser. C'est l'état physiologique à son plus haut degré; mais ce n'est ni plus ni moins. » (*Diday*)

« Le caractère général de l'action du gaz acide carbonique sur l'économie est une excitation douce, prompte, une stimulation vivifiante, rapide, mais passagère du système nerveux et vasculaire aussi bien que des organes, des sécrétions, et surtout des excrétions. C'est comme un souffle immatériel qui ne laisse aucune trace sur son passage. (*Niepce*).

L'acide carbonique ne se contente pas d'exercer une action douce, stimulante et vivifiante sur l'estomac; « de là, il passe dans le torrent de la circulation, il accélère les mouvements circulatoires, et va porter son action sur le sang lui-même, dont il modifie l'état chimique et les qualités. Son action s'exerce notamment sur les poumons, sur les organes les plus éloignés, les viscères de l'abdomen, de la poitrine, de la tête, et plus particulièrement sur les organes des sécrétions et sur le système nerveux. (*Le même*).

« L'acide carbonique a pour propriété d'activer la digestion. — On appelle *Eaux digestives* toutes les Eaux *fortement gazeuses.* — Il est permis de les considérer comme un excitant spécial de l'appareil digestif. » (*Durand-Fardel*).

« Il faudra tenir grand compte des proportions de gaz acide carbonique libre, ainsi que de son degré de fixité ou d'adhérence, puisque c'est lui qui tient le fer en dissolution dans l'eau minérale et que ce métal se dépose à mesure que le gaz s'échappe.

(*Herpin, de Metz*).

« Il est certain que la combinaison du fer avec les acides crénique ou carbonique imprime à ce métal une assez grande modification, que son action en paraît accrue, et que la digestion en est manifestement plus facile. Il est probable aussi que les sels et les autres principes constitutifs, en facilitant la dissolution du fer dans nos liquides, le rendent plus assimilable et augmentent l'étendue de son action. *(Patissier, rapport* 1841, *p.* 46.)

« Le meilleur véhicule du fer et du manganèse dans l'organisme, c'est l'acide carbonique. « *(Tampier, notice sur les Eaux de Condillac).* »

De ce qui précede, la conclusion est facile à tirer. Nous nous abstiendrons de tout commentaire.

Les Eaux de Vals sont notablement plus ferrugineuses que les Eaux des sources de Vichy les plus usitées.

	EAUX DE VALS.			Grammes
—	Saint-Jean.	Fer	—	0 006.
—	Précieuse		—	0 010.
—	Désirée		—	0 010.
—	Rigolette		—	0 024.
—	Magdeleine		—	0 025.
	VICHY.			Grammes
—	Hôpital.	Fer	—	0 004.
—	Grande Grille		—	0 004.
—	Des Célestins		—	0 004.
—	Lucas		—	0 004.

Ce n'est pas tout encore; dans les Eaux bicabornatées sodiques de Vals, la richesse des substances toniques y est en proportion avec le bicarbonate de soude et de fer. Les sels de chaux, de magnésie, de manganèse sont toujours en notable quantité. Ces Eaux sont essentiellement toniques. Dans les Eaux sodiques, ce point est capital; qu'on en juge. « Prise en boisson, à la dose de quelques verres, l'eau ferrugineuse excite légèrement l'appétit; transportée par l'absorption dans le torrent circulatoire, elle imprime une activité plus grande à la nutrition. » *(Patissier)*

« L'eau ferrugineuse offre une ressource précieuse toutes les fois que l'on veut fortifier les organes digestifs, et combattre le relâchement, la mollesse, l'oligotrophie de leurs tissus. » *(Barbier).*

« J'ai vu un grand nombre de *dyspepsies* être avantageusement modifiées par les Eaux ferrugineuses. » *(Pétrequin.)*

« Ainsi l'action des Eaux ferrugineuses est essentiellement fortifiante. Elles facilitent la digestion, relèvent les forces, rendent le sang plus riche et plus vermeil ; en un mot, elles déterminent dans l'économie une sorte de transmutation qui imprime à l'ensemble de nos fonctions une nouvelle activité. » *(James.)*

Dans les Eaux de Vals, la richesse des substances toniques prévient la formation de la diathèse alcaline que détermine l'usage prolongé des Eaux alcalines pauvres en sels ferriques. En effet, dans cette condition, non-seulement la diathèse alcaline s'oppose à la guérison de beaucoup de malades, mais encore aggrave leur état d'une affection nouvelle qui met le praticien en présence d'une complication redoutable, signalée par M. le professeur Trousseau dans une leçon célèbre à propos des Eaux alcalines de Vichy.

Cette complication est à craindre, surtout lorsque l'affection, qui doit être traitée avec les Eaux alcalines, se trouve liée à un état chlorotique, anémique, etc. Dans ce cas il faut que l'action *désobstruante, dégorgeante,* si l'on peut se servir de ces vieilles expressions, se produise à jour fixe ; car, sous l'influence d'un usage, même peu prolongé, il s'en suivra une débilité générale des organes digestifs. L'assimilation ne se fera plus. On sera dans un cercle vicieux. Plus l'usage des alcalins est indiqué, moins on peut en faire usage. La richesse des principes toniques et reconstituants dans une eau alcaline est donc capitale ; car, grâce à l'association des sels ferro-manganiques et calciques magnésiens unis à l'élément sodique, son action en est heureusement modifiée. En effet, sous l'influence des substances toniques, les organes des voies digestives se reconstituent avec une rapidité si surprenante que le savant Dupasquier disait qu'elle tenait du merveilleux ; et plus on fait usage d'une eau bicabornatée riche en sels ferriques plus on peut en faire usage.

C'est là, à n'en pas douter, un des principaux avantages que les Eaux de Vals ont sur les Eaux de Vichy.

« En résumé, les Eaux de Vals ne sont point identiques entre elles. Quoique groupées dans un périmètre fort restreint, les différences de composition qu'elles présentent sont fort grandes. Ces différences donnent la clef des résultats thérapeutiques surprenants observées sur l'universalité des malades. En un mot, on trouve réuni à Vals ce qu'on trouve à peine dans trois stations isolées. C'est cette variété, cette graduation minérale, cette *gamme médicale* qui fait de Vals, sous le rapport des ressources thérapeutiques qu'elle offre, non-seulement la première station de la France, mais de l'Europe.

En effet, deux sources faiblement minéralisées, la Saint-Jean et la Victorine viennent combler à Vals cette lacune qui est regrettée à Vichy. D'autres sources nombreuses sont *autant* et *plus* minéralisées que celles de Vichy : et enfin il y a à Vals ce qu'aucune autre station thermale ne possède, une source ferro-arsénicale sulfureuse.

(*Dr Chabannes.*)

Source la Dominique (1) — *Analyse.* Acide sulfurique libre 130 ; silicate acide, arséniate acide phosphate acide, sulfate acide 44, ensemble, 174. — puis *traces* de sulfate de chaux, de chlorure de Sodium, et de matières organiques.

En présence d'une composition chimique si surprenante et sans analogue en Europe, on ne doit point s'étonner si nous osons dire que cette Eau n'est point un adjuvant, mais un remède *héroïque* dans les fièvres intermittentes. C'est un *spécifique* dans les affections où il y a une grande susceptibilité, dans les organes de la *circulation et de la respiration*.

Les professeurs les plus justement écoutés, les auteurs les plus autorisés n'ont pas craint de proclamer que l'Eau de la Dominique était l'agent thérapeutique le plus important de la richesse hydrologique de l'Europe.

Chose étrange ! C'est au milieu des sources bicarbonatées sodiques les plus riches de France ; c'est à quelques mètres à peine de

---

(1) « On a donné ce nom à cette source de Vals, à l'occasion d'un bon père de l'ordre de St-Dominique qui, après avoir tenté inutilement toutes sortes de remèdes contre une fièvre quarte fort opiniâtre, guérit en fort peu de jours par la boisson de cette fontaine. »

(*A. Fabre.*)

ces sources types que sourd la Dominique. La saveur de l'Eau de cette source est douçâtre au palais ; elle laisse un arrière goût styptique agréable. Elle est bue généralement avec plaisir.

Avec les connaissances thérapeutiques que nous possédons depuis les beaux travaux de Fodéré, de Fowler, de Biett, de Boudin, de Trousseau, de Millet, d'Isnard, etc., on peut prévoir déjà les nombreuses et importantes applications qui ont été et qui seront faites sur les Eaux de cette source précieuse et puissante entre toutes. Son action est complexe. Sur le système nerveux et circulatoire, elle est sédative. Elle est tonique, fortifiante, reconstituante dans les cachexies, dans les affections qui ont pour conséquence une débilité chronique, dans celles qui ont pour cause un épuisement quelconque, dans les maladies de la peau, dans la scrofule, la syphilis, la chlorose, l'anémie, etc. Des fièvres intermittentes rebelles, portant le cachet indélébile de la cachexie paludéenne ; intoxidations, empoisonnements miasmatiques à manifestations intermittentes qui avaient résisté pendant longtemps à la médication quinique et même à l'emploi de l'acide arsénieux, à dose élévée, ont été guéries, en quelques semaines par l'usage, en boisson, de l'eau de cette source.

L'illustre Thénard n'hésitait pas à attribuer l'action curative des Eaux du Mont-Dore, de Plombières, de Luxeuil à un milligramme d'arsenic que ces Eaux contiennent par litre. Si nous faisons observer que l'Eau de la Dominique en contient plus de trois milligrammes nos confrères comprendront facilement les effets remarquables que nous venons de leur signaler.

Je disais, en 1862 : Je possède, au point de vue du traitement de plusieurs maladies par nos Eaux ferro-arsénicales, quelques faits peu nombreux à la vérité, mais si surprenants, si en dehors de l'ordinaire, du *connu*, que je ne les livrerai à la publicité que lorsque, par leur nombre, leur authenticité, ils pourront porter dans l'esprit de mes confrères la conviction qui existe déjà dans le mien ; tant je crains de provoquer sur la *physionomie* de quelques-uns de mes confrères ce que Montaigne appelait un léger *ply de Gascogne.*

Cependant un poëte n'avait-il pas dit :

> Croire tout découvert est une erreur profonde ;
> C'est prendre l'horizon pour les bornes du monde.

Aujourd'hui, me basant sur des observations cliniques nombreuses et concluantes, je puis affirmer que l'Eau de la Dominique est un *puissant* et *très-efficace-moyen* contre les maladies paludéennes, les névralgies intermittentes, les maladies de la peau, la syphilis, la chlorose, l'anémie, la cachexie, certaines maladies spino-cérébrales, et enfin contre le catarrhe pulmonaire et la phthisie.

Je me propose d'appeler l'attention de mes confrères sur les vertus thérapeutiques d'une Eau qui, j'ose le dire, rendra d'immenses services dans la pratique médicale ; car elle remplacera avec avantage toutes les préparations arsénicales, quiniques et ferrugineuses.

AFFECTIONS DES VOIES DIGESTIVES.

M. Durand-Fardel « *croit que les Eaux de Vals sont moins applicables aux affections de l'appareil digestif.* » Puis l'éminent hydrologue ajouté : « Les Eaux de Vals, qui renferment sept grammes de bicabornate de soude, sont sans doute trop minéralisées pour être d'une application convenable à beaucoup de cas de dyspepsies. »

Les Eaux de Vals, disait, en 1657 M. A. Fabre, « rétablissent *l'appétit perdu*, donnent une incroyable disposition à tout le corps et une force extraordinaire à l'estomac et aux *intestins* qui les souffrent, les supportent et les digèrent avec une euphorie et un bonheur tout particulier. » « Elles sont une source de prodiges pour les obstructions invétérées que tous les aciers n'ont pu vaincre. » Elles rafraîchissent; elles dégagent, elles redonnent l'appétit. — « C'est une vérité trop connue et trop constante ; mais, qui peut ignorer que ces Eaux rafraîchissent sensiblement sitôt qu'on commence à les boire, et que dès les premiers jours on a un si *grand appétit que nous avons plus de peine à contenir les malades* qu'on en a ailleurs à les obliger à manger ? J'ai vu une infinité de ces pauvres dégoûtés, de ces *transis*, de ces squelettes, devenir dans moins de douze jours, si gras, si hauts en couleurs qu'on avait peine à les reconnaître.

« Y a t-il drogue, quelque exquise qu'elle soit, qui *donne sitôt l'appétit*, et rappelle si promptement sur toutes les parties la chaleur naturelle éteinte ou embarrassée ? »

« Les Eaux de Vals conviennent dans la débilité de *l'estomac*, les engorgements des viscères abdominaux, la jaunisse. » (*Patissier*).

« Les Eaux de Vals, disait, en 1840, le docteur Ruelle, exercent une médication essentiellement tonique, et conviennent généralement dans toutes les affections caractérisées par un état de faiblesse, de langueur et d'atonie ; elles agissent en donnant un surcroît d'énergie à toutes les fonctions et principalement à la digestion, à la circulation ou absorption.

« L'emploi des Eaux de Vals est utile dans certains cas de *débilité d'estomac*; alors que la lenteur, la difficulté des digestions tiennent à l'atonie de cet organe.

« L'action thérapeutique des Eaux de Vals, dit encore avec autant d'autorité que de précision le même auteur, s'est manifestée d'une manière favorable dans plusieurs cas *d'affections gastro-intestinales* qui se présentent avec les caractères suivants : tantôt un dégoût insurmontable pour les aliments; d'autres fois une augmentation d'autant plus fâcheuse de l'appétit que les malades ne pouvaient s'y livrer impunément ; des digestions lentes, laborieuses, accompagnées de retours acides, de *votimurations*, de flatuosités abdominales, un sentiment de malaise qui, partant de la région épigastrique, semblait s'irradier en quelque sorte sur tous les organes de l'économie ; une tristesse mélancolique habituelle, enfin une irritation nerveuse excessive. Ces affections signalées par les uns comme des gastrites chroniques, par les autres comme des gastralgies, des gastrites, des entéralgies, des hypocondries, etc., étaient en général exemptes de tout mouvement fébrile. » (1)

« L'influence que les Eaux de Vals exerce sur les *fonctions digestives*, assure le professeur Dupasquier, dès que l'on commence d'en faire usage, est des plus remarquables, et ses effets sont si prompts qu'on pourrait dire sans exagération qu'ils présentent quelque chose de merveilleux. Dès les premiers jours qu'on en boit, elles provoquent le plus souvent *l'appétit*. Le malade qui depuis longtemps ne connaissait plus le sentiment de la faim, se trouve

(1) Journal de médecine de Lyon, t. VIII.

tout surpris d'éprouver ce besoin à un degré très-prononcé, et s'étonne bien plus encore de pouvoir le *satisfaire impunément*, grâce à l'action si énergique de ces Eaux bienfaisantes. Sous leur influence, en effet, l'estomac semble réagir sur les substances alimentaires avec une activité toute nouvelle; les digestions précédemment difficiles, languissantes s'opèrent désormais avec une facilité vraiment merveilleuse. » (1)

« Qui ne reconnaîtrait à ces symptômes, observent MM. Pétrequin et Socquet, la *dyspepsie* et toutes les autres affections du tube digestif quon traite avec succès à Vichy? »

Voici comment l'éminent professeur Dupasquier décrit les effets de ces Eaux sur lui-même : (2)

« Depuis longtemps je m'apercevais d'un dérangement notable des fonctions digestives; j'avais perdu l'appétit, et dès que je mangeais, une distention douloureuse se faisait sentir à l'épigastre, puis survenaient des éructations fréquentes et des rapports acides très-désagréables. En vain j'avais diminué de moitié la quantité journalière des aliments ingérés dans l'estomac; en vain je faisais usage d'un régime adoucissant et me privais de viandes excitantes, de ragoûts et généralement de toute substance alimentaire âcre ou irritante, mon estomac ne fonctionnait pas mieux. Une constipation opiniâtre, en déterminant continuellement des distentions gazeuses dans différentes parties du tube digestif, donnait lieu à un état de malaise et à un endolorissement du ventre presque continuel. Sans être décidément malade, je souffrais assez pour ne me livrer qu'avec peine et dégoût à mes occupations habituelles.

« Grâce à l'Eau minérale de la nouvelle source de Vals, tous ces symptômes disparurent dès le jour où je commençai d'en faire usage. Le matin de mon arrivée (26 juin 1843) j'en bus neuf verrées en deux ou trois heures, et cela suffit pour me donner un appétit très-vif, et pour que je pusse faire un solide déjeûner à la fourchette, ce qui les jours précédents, aurait donné lieu à des conséquences

(1) Ouvrage cité, p. 47.

(2) Dans une brochure imprimée à Paris, une erreur typographique a fait citer le nom de *Précieuse* au lieu de celui de *Chloé*. Je suis heureux de trouver l'occasion de relever cette erreur.

plus ou moins fâcheuses. Ce jour là rien de semblable ne survint, la digestion s'opéra sans peine. Je bus quelques verrées d'eau minérale, et l'heure du dîner fut précédée par la sensation très-prononcée de la faim, que je ne connaissais plus depuis au moins quinze jours. Les jours suivants, continuant toujours l'usage de la même eau minérale, je pus prendre chaque jour une part très-active à deux repas copieux, qu'une hospitalité généreuse et empressée rendait terriblement redoutables pour un estomac débile. En résumé, trois ou quatre jours de séjour à Vals et d'usage de l'eau de la Chloé avaient complètement fait disparaître l'incommodité pénible que j'y avais apportée et m'avaient rendu capable de figurer très-honorablement à une table aussi recherchée qu'abondamment servie. »

« Après un résultat aussi remarquable, résultat conforme d'ailleurs à l'observation journalière de l'habile médecin inspecteur (M. Ruelle, mort digne de tous les éloges et de tous les regrets), il est impossible de douter de l'influence énergique et rapide de l'eau de la Chloé dans toutes les débilités gastriques, même arrivées au point de ne plus permettre au malade l'ingestion d'un simple potage maigre, sans qu'il en résulte des coliques, des rapports acides et même des vomissements. »

Sydenbam disait : « Le remède qui remplira le mieux l'indication de fortifier les digestions sera le meilleur dans les maladies chroniques, et l'on pourra, avec un pareil remède, faire des choses auxquelles on ne s'attendait pas. » Pour moi, je le dis dans toute la sincérité de mon âme, ce remède, auquel le plus grand médecin que possède l'Angleterre promettait des résultats inespérés, se trouve dans l'emploi sagement combiné des Eaux de Vals. »

Je ne crois pas être démenti en assurant que presque toutes les affections chroniques du tube digestif, tributaires de l'emploi de nos Eaux, présentent des signes plus ou moins prononcés d'anémie globulaires tels que : décoloration de la peau, plénitude avec mollesse du pouls, bruits artériels, névropathies nombreuses et variées, etc. Aussi, ai-je constamment observé que les malades dont les fonctions digestives sont depuis longtemps affaiblies, dont l'estomac manque de la stimulation nécessaire à l'accomplissement

régulier des fonctions de nutrition et d'assimilation, éprouvent de bons effets de nos Eaux. Dans la presque généralité des cas, on débute par l'eau de la *St-Jean;* cette source, l'une des plus faibles, est relativement l'une des plus riches en sels toniques. Par son usage, en effet, les malades qui arrivent à Vals sans appétit éprouvent, dès les premiers jours de leur traitement hydro-minéral, une grande modification dans les fonctions digestives, et cette modification, agissant dans un sens favorable, détermine une appétence vive pour les aliments et par suite une remarquable énergie dans l'acte de la chimification et de la chylification. Des aliments, qui jusqu'alors n'étaient pas digérés, deviennent d'une digestion facile, et ce premier effet de nos Eaux est éminemment favorable pour relever les forces morales du malade. C'est là, pour le praticien et le malade, un grand mérite que présente les Eaux de Vals; là est leur avenir.

Les Eaux de Vals ne sont pas seulement préférables aux Eaux de Vichy dans le traitement des affections du tube digestif, elles le sont encore dans les maladies de l'appareil biliaire.

« Les Eaux de Vals, disait en 1657 M. A. Fabre, dans son *Traité des Eaux minérales du Vivarais*, p. 61, sont le vrai et le grand remède contre les obstructions du foi et de la jaunisse. C'est ce qui oblige tous les ans un grand nombre de personnes *opilées* à venir prendre les Eaux de Vals pour s'en faire *quittes* à peu de frais, suivant l'avis de leur médecin. Ils savent sans doute, par expérience ou par raison, que ce remède est de la dernière importance et que cet esprit qui brille en nos Eaux rompt tous les obstacles qui s'opposent à son passage et à sa pointe ; qu'il mène le plus grand convoi de la minérale liqueur, et, qu'après avoir visité la place, couru par toutes les matières bilieuses, crasses, nitreuses ou gluantes, il les atténue, les sépare et les renvoie dans leur naturelle prison pour les en chasser bientôt après. Et par ce qu'il en est de différentes manières, et par suite de différentes médications, elles sont apéritives, désaltérantes, purgatives, et peuvent satisfaire tous les désirs et pourvoir à tous les besoins. Faut-il des remèdes liquides ? Faut-il des bains ? Faut-il des discussifs et des fortifiants ensemble? La variété des Eaux de nos fontaines fournit tout le nécessaire, comme le constate la connaissance de leurs qualités.

« Faut-il beaucoup de temps pour cela? quinze jours ou trois semaines en font raison ; après quoi on ne se plaint plus d'aucune douleur de tension de l'hypocondre qui *le couvre.* On ne voit plus de visage pâle, d'urine crue et aqueuse, de difficulté à monter, plus de pesanteur de jambes, plus de langueur de tout le corps, plus d'importunité de toux. Les excréments y paraissent plus colorés, les aliments s'y cuisent mieux, la distribution en est libre, les humeurs ont tout leur commerce, les esprits leurs cours et mouvements, tout le corps sa disposition. Toutes les parties recouvrent leurs forces ; les facultés, leurs fonctions ; les *ventres* et les viscères, leurs *cuites ;* les mouvements, leurs libertés et toute la nature, sa joie et sa gaîté. L'appétit revient plus piquant ; le sommeil retourne plus doux, l'humeur plus pure, l'esprit plus brillant, le cœur plus gai, l'œil plus riant, le visage plus serein. C'est encore le triomphe de nos Eaux.

« Les bilieux qui liront ce chapitre connaîtront bien que je dis la vérité, et ces visages enluminés, ces *chérubins du cabaret*, ces *rubicons*, ces *boutonnées*, ces *tantales*, ces hommes à foie brûlant et à rouge visage publieront hautement qu'ils y ont perdu — à Vals — leur grande chaleur, leur rougeur, leur altération, leurs boutons, leurs insomnies, leur sécheresse et tous les effets de cette première intempérie. »

« Les Eaux de Vals, avait dit en 1609 C. Expilly, *tempèrent le foie, en tirent la bile, font perdre la jaunisse.* »

« Les Eaux minérales de Vals, disait en 1845, (1) l'honorable et savant inspecteur Ruelle, se montrent utiles et trouvent une heureuse application dans les engorgements du foie. Combien de fois n'a-t-on pas vu des malades arriver à Vals avec tous les symptômes d'un engorgement hépatique considérable, s'en retourner au bout d'un temps plus ou moins long avec tous les signes d'une santé parfaite? Ces individus, dont la peau présentait une coloration jaune, dont les digestions étaient lentes, difficiles, impossibles, dont les régions gastrique et hypogastrique étaient le siége d'une douleur profonde, dont en un mot,

(1) Journal de médecine de Lyon, 1845, t. VIII.

tout le système organique, profondément altéré, semblait, pour ainsi dire, présager la fin prochaine; ces individus, disons-nous, n'avaient pas fait usage des Eaux minérales de Vals pendant quinze, vingt ou trente jours que déjà un changement favorable venait attester l'heureuse influence de ces Eaux salutaires. »

Le savant et respectable docteur Ambry, qui pendant long-temps fut l'inspecteur des Eaux de Vals, avait recueilli un grand nombre d'observations de cures vraiment remarquables, obtenues par l'emploi de nos Eaux.

« Les engorgements du foie, éprouvent les plus heureuses modifications sous l'influence de ce même agent thérapeutique. » Ne semble-t-il pas, en lisant ces faits cliniques, qu'il est question des Eaux de Vichy? (*Pétrequin* et *Socquet.*) (1)

Dans son *traité thérapeutique des Eaux minérales*, M. Durand-Fardel ne dit pas un seul mot des Eaux de Vals dans son long article de l'engorgement du foie. Selon son habitude, l'éminent hydrologue, réserve cette affection pour Vichy et pour Carlsbad: il est vrai de dire que dans un article du dictionnaire des Eaux minérales, p. 676, on peut lire les deux aveux suivants. « Deux stations thermales, l'une en France — Vichy —, l'autre en Allemagne — Carlsbad —, sont particulièrement et légitimement réputées dans le traitement des maladies du foie ; mais des Eaux minérales analogues (Vals et Mariendad), et les eaux chlorurées sodiques, peuvent être également employées contre ce genre d'affections. »

« Il est difficile d'assigner les limites de la puissance résolutive des Eaux de Vichy et de leurs analogues. Les engorgements les plus volumineux, bien que d'une date assez ancienne peuvent entièrement disparaître. Il est probable que ces engorgements qui se présentent à nous sous des apparences si semblables, ne reconnaissent pas toujours des conditions identiques de structure. *Les Eaux* de *Vals* et de *Monté Catini* peuvent, avec les précédentes, être rangées au nombre des plus notables de cette médication. »

M. Durand-Fardel, si parcimonieux quand il s'agit de Vals, permet à nos Eaux de guérir les calculs biliaires. « Les Eaux bicar-

(1) Traité général de thérapeutique, p. 152.

bonatées sodiques : Vichy, Vals, Ems, Saint-Alban, auxquelles nous ajouterons Carlsbad, sont les *Eaux spéciales* dans le traitement des calculs biliaires. »

« Les Eaux de Carlsbad qui, nous l'avons déjà dit, ne se séparent guère thérapeutiquement de celles-ci, et celles de Vals peuvent être rapprochées, dans leurs applications, de celles de Vichy. »

Ces aveux, que la vérité arrache tardivement à M. Durand-Fardel, ne peuvent nous satisfaire chimiquement et thérapeutiquement parlant ; il est d'expérience que les Eaux de Vals ont réussi dans des affections du foie alors que celles de Vichy avaient échoué.

Je ne crains pas d'affirmer, que les Eaux de Vals sont préférables à celles de Vichy dans le traitement des affections de l'appareil digestif, y compris l'appareil biliaire. Là est, là sera un de leur plus grands triomphes. Ce que M. Durand-Fardel dit de Vichy, un jour le Durand-Fardel de Vals le dira de notre station thermale qui a la légitime ambition de conquérir la place qui lui appartient, c'est-à-dire la première.

Ces réflexions appelleront plus d'un sourire sur les lèvres de quelques confrères habitués à considérer les Eaux de Vichy comme le prototype des Eaux alcalines. Je les prie de suspendre leur jugement, la question est pendante devant le tribunal médical, tribunal éclairé qui veut et doit connaître la vérité. Je me propose d'apporter au débat scientifique ce qu'une longue pratique m'a appris. Dans ce but, je réclame de mes confrères beaucoup d'indulgence, et un peu d'attention.

MALADIES DE L'APPAREIL URINAIRE.

Depuis bientôt trois siècles, on reconnaît aux Eaux de Vals la propriété de guérir la gravelle. « En l'an de grâce 1609 et 1610 au mois d'aôut et de septembre j'allai boire les Eaux de Vals. Là, je recouvrai ma santé, de sorte que depuis je n'ai eu aucun ressentiment de *pierre* ou de gravelle dont j'étais si travaillé que j'avais presque perdu l'espérance de pouvoir désormais passer un seul jour sans douleur ni incommodité » (*C. Espilly*) (1)

Le même auteur dit encore : « Les Eaux de Vals *rafraîchissent les reins, font jeter la pierre qui n'est pas trop avancée, comminent* et évacuent le calcul, la gravelle, soit des reins, soit de la vessie. »

A. Fabre écrivait, en 1657 : « S'il m'était permis dans les lamentations de ce grand malheur de crier à tous les pauvres calculeux, venez aux Eaux vous tous qui êtes atteint de calcul, de gravelle ou de néphrétique, j'épuiserais mon poumon, ma voix, ma plume et toute mon âme à faire savoir à toute la France une si précieuse, si importante, si obligeante et assurée vérité et je les inviterais à la prise des Eaux de Vals.

— Je mets en fait positif et véritable, et soutiens qu'il n'est pas sous le ciel aucun remède qui soit de la force, de l'agrément et de la promptitude de celui-ci pour *rompre* et *commuer* le calcul, lui *dérober* sa matière, *ouvrir* ses conduits, soulager, et calmer la douleur. — Je suis contraint d'avouer au peuple et de l'informer que les Eaux de Vals font plus en dix jours que tout l'embarras d'étranges remèdes ne sauraient faire en six ou vingt ans. Pour satisfaire la juste curiosité de ceux qui souffrent de la néphrétique ordinairement engendrée de calculs dans les reins, lorqu'ils s'engagent dans l'urètre, ou lorsque la *pointe* de la gravelle *pique* rudement ce conduit naturellement très sensible, et qu'une matière visqueuse dilate ce passage si étroit, je les prie de croire qu'ils ne viendront jamais à Vals, à faux, et que nos Eaux étant très incisives, atténuantes, apéritives et détachantes, ils n'y peuvent recevoir que toute sorte de satisfactions avec leur parfaite santé. Ils y trouveront plus de *cent compagnons* de leur mal et de leurs douleurs aussi bien que de leur guérison et de leur bonne fortune, et, s'en retournant bien guéris, publieront partout *l'excellence de ces incomparables Eaux.* »

« Serrier, célèbre médecin d'Arles dit : *prescribuntur equidem a peritis medicis, aquæ vallenses ; quibus non frangitur equidem cal-*

(1) Claude Expilly, né à Voiron — Isère, — mourut en 1636. Il fut conseiller du roi et président du parlement de Grenoble. Il subit l'opération de la *taille* à 47 ans, et mourut 28 ans après son retour de Vals.

culus, sed vi sua absicrtiva eluitur a parietibus renum. » (1)

« Les Eaux de Vals, disait, en 1785, M. Madier, opèrent les effets les plus surprenants dans les maladies des reins en détruisant les embarras glaireux, calculeux et graveleux : peu de malades attaqués de ces maladies les ont prises sans en éprouver le plus grand succès. »

« Ces Eaux — celles de Vals — doivent avoir une véritable valeur thérapeutique. Nul doute qu'elles ne soient utiles contre la gravelle rouge. » (*James*) (2)

« Les Eaux de Vals sont également recommandées dans certaines affections des voies urinaires ; c'est ainsi que leur action est éminemment favorable dans le traitement de la gravelle. » (Ruelle)

« Les Eaux de Vals, de St-Alban, d'Ems agissent sans doute de la même manière que Vichy sauf ce qui peut tenir à la différence de minéralisation, trop forte pour Vals dans certaines circonstances, insuffisante dans d'autres pour Saint-Alban et Ems.

« C'est à Vichy que ce fait, sur une grande échelle, le traitement de la gravelle urique. La *multiplicité des sources qui permet de varier la médication suivant les cas,* et le développement donné aux agents du traitement externe, expliquent la recherche de cette station thermale, quand bien même on n'aurait pas raison d'attribuer à la constitution de ses Eaux une efficacité particulière. Cependant nous sommes *portés à croire* que, dans la plupart des gravelles uriques, les autres Eaux bicabornatées sodiques, *Vals,* le *Boulou, Vic-Sur-cère, Vic-le-Comte, Ems* etc. conviennent également. Nous n'entendons parler cependant que des Eaux *notablement minéralisées* et franchement sodiques. » (*Durand-Fardel*) (3)

Je le demande à tous ceux de mes confrères qui, de parti pris, ne veulent pas fermer les yeux à la lumière, est-il possible de trouver, je ne dis pas en Europe, mais dans le monde entier, une station thermale où l'on puisse rencontrer, comme à Vals, des Eaux plus *variées dans leur minéralisation,* des Eaux plus *notablement sodiques*

(1) *Hydalogia,* Arles, 1673.
(2) Ouvrage cité, p. 62.
(3) Ouvrage cité, p. 48.

et plus *franchement* alcalines ? Là est leur triomphe complet sur leurs rivales de l'Allier.

Nous nous bornerons à faire remarquer, que le bicarbonate de soude, agent caractéristique des Eaux de Vichy, n'y varie que du chiffre 4 au chiffre 5. A la thermalité près, toutes ces sources sont donc identiques de minéralisation ; tandis qu'à Vals le bi-carbonate de soude s'y rencontre depuis le chiffre 1 jusqu'au chiffre 7 — en passant par tous les nombres intermédiaires. En un mot, on trouve à Vals une gamme hydrologique. Cette gamme qui, seule, permet de *varier la médication*, existe-t-elle à Vichy ?

MALADIES DE L'UTÉRUS.

« Les Eaux de Vals, disait en 1609, C. Expilly, rhabillent la matrice, provoquent et règlent le flux menstruel, rendent fécondes les femmes stériles qui ne sont hors d'âge de porter enfants. »

« Les Eaux de Vals, disait en 1657 M. A. Fabre, sont merveilleuses contre le dérèglement des purgations menstruelles, et incomparables contre le *perdre* en *blanc* des femmes.

« Je me contente d'assurer, avec autant de hardiesse que de vérité que nos Eaux ne manquent jamais de corriger les dérèglements, d'en arrêter le trop grand cours et d'en provoquer le raisonnable et le nécessaire.

« Je défie toutes les femmes qui ont été à Vals de m'opposer une seule expérience contraire à cette vérité. Je pourrais bien nommer bon nombre de celles qui, après avoir été jusqu'à *vingt ans* sans ce flux, l'ont recouvré, en peu de jours, par l'usage de nos Eaux.

« J'y en ai connu — à Vals — plusieurs qui avaient lassé la patience de nos docteurs et épuisé l'art et tous les remèdes sans pouvoir jamais les leur procurer. Il a fallu venir à nos Eaux pour y voir et y ressentir cet effet, qui tient du miracle en quelque façon. »

« Oserai-je ajouter à ce sentiment ma pensée touchant le flux ou *perdre blanc* si incommode et si importun, si honteux et si peu curable ? Je pécherais contre la vérité et la justice que je dois à nos Eaux, si je leur dérobais une gloire qu'on ne peut justement donner qu'à elles seules, qui en guérissent par-*à-bout*. (*Entièrement*) »

« Les Eaux de Vals, assure M. Madier (1) opèrent des effets merveilleux dans la suppression et le flux immodéré des règles. »

« Les Eaux de Vals, se recommandent aussi dans les cas d'écoulements chroniques liés à un état de débilité générale ou locale, comme, la leucorrhée ou fleurs blanches, dans l'aménorrhée, la dysménorrhée. » (*Dupasquier.*)

« Les Eaux de Vals conviennent surtout dans les cas d'écoulements chroniques, maladie si commune aujourd'hui, et dont les tristes effets ne se bornent pas toujours à détruire la santé des femmes, à faire disparaître leurs charmes, leur fraîcheur, mais qui encore entraîne souvent à sa suite une pénible et fâcheuse stérilité. » (*Ruelle*)

Il résulte de mon expérience personnelle qu'aucune station en France ne possède autant de ressources que celle de Vals contre les maladies utérines : métrite chronique, catarrhe utérin, menstruation, aménorrhée, dysménorrhée, stérilité, tumeurs ovariques, etc., etc.

Quel médecin n'a pas eu à traiter ces jeunes femmes, ces jeunes filles à stature élevée, mais grêle, aux traits effilés, aux yeux brillants, mais pleins de langueur, à la démarche nonchalante, créatures d'une impressionnabilité extrême, portant, sur un front pâle, le triple découronnement d'un tempérament lymphatique, de la maigreur *ou du spleen*. Ces malades aiment et recherchent la solitude ; elles pleurent sans motifs ; leur caractère est inégal, inquiet, susceptible. Souvent bonnes et affectueuses, elles semblent aller au devant des sensations vives. Leur sommeil est agité par des rêves bizarres, quelquefois pénibles. Tout en elles, annonce un état indescriptible de souffrances, elles ne veulent pas qu'on les console, qu'on leur parle, elles sont contrariées qu'on s'occupe d'elles ; l'intérêt qu'on leur témoigne semble même les irriter. Sous l'influence de cet état vague, inconnu, la jeune malade, si elle n'est pas réglée, ne se règlera pas, ou se règlera difficilement ; si elle l'est déjà, les règles deviendront pénibles, irrégulières, douloureuses et finiront par se supprimer. Les fonctions digestives se troubleront, l'amaigrissement progressif

(1) *Mémoire sur les Eaux minérales de Vals*, p. 29.

se déclarera, parce que le chyme, mal formé, sera de mauvaise qualité et qu'il donnera un chyle mal élaboré ; alors le sang, cessant d'être vivifiant, donnera lieu à des troubles nerveux très variés et très-extraordinaires. C'est alors que nos Eaux ferro-manganiques — *Rigolette* — et ferro-arsénicales — *Dominique* — interviennent d'une manière avantageuse et presque miraculeuse en réveillant l'appétit, en favorisant l'assimilation et la nutrition, et par suite, en reconstituant l'état normal du sang qui, devenu plus excitant, va tirer du sommeil, dans lequel ils sont plongés, les organes génitaux et y provoquer cet état fluxionnaire qui doit amener une des fonctions les plus importantes de la vie de la femme.

J'ai pu m'assurer, par des observations nombreuses et concluantes que nos Eaux bicarbonatées sodiques — *Précieuse* et *Magdeleine* — trouvaient une application avantageuse dans les engorgements utérins à l'état *mou, indolent*; c'est-à-dire dans ces engorgements qui n'offrent que peu de traces d'élément phlegmasique, et qui souvent s'accompagnent d'érosions, de granulations d'ulcérations superficielles, avec ou sans ces positions connues sous le nom d'*abaissement*, d'*inclinaison*, d'*antéversion*, de *rétroversion* etc.

Sous l'influence de nos Eaux, j'ai vu des catarrhes utérins, accompagnés d'écoulements abondants de mucosités lactescentes, sanguinolentes et même mucoso-purulentes, profondément modifiés, quelquefois même guéris.

Depuis longtemps nos Eaux jouissent de la réputation de favoriser la fécondité (1).

---

(1) « Une infinité de femmes ne porteraient pas l'aimable nom de mère, si elles n'étaient jamais venues à Vals ; et je connais beaucoup de gens qui ne seraient pas en *nature*, si nos Eaux n'eussent *préparé* les *endroits* où ils devaient être conçus. La foule des femmes de toute sorte qui y accourent de toute part en est une preuve authentique et non pas une opinion qui conduit le peuple ; et nous pouvons assurer que tous les ans, après tous les vœux et tous les remèdes, il y en a *quantité* qui, dans moins de dix mois, mettent au monde ces chers *objets* de leurs espérances et de leurs désirs, que nous pouvons en quelque manière appeler les *enfants* et les *effets des Eaux de Vals*. » (*A. Fabre.*)

En lisant ce renvoi, plus d'un lecteur s'écriera : *Credat judeus appella ! Non ego.*

Nous venons de constater que les Eaux de Vals jouissent d'une efficacité remarquable dans les affections de l'utérus, alors surtout que ces affections attaquent de jeunes femmes pâles, langoureuses, étiolées qu'une nourriture malsaine ou insuffisante, une vie oisive ou trop sédentaire, la privation d'un air vif et pur jettent dans un état prononcé de chloro-anémie. Dès lors, quoi d'étonnant que la stimulation minérale, en relevant l'atonie, la langueur qui pèsent si lourdement sur les organes de la génération, en remédiant par sa vertu résolutive et *fondante* aux déviations utérines, en guérissant les indurations, les engorgements, éveille l'aptitude de la conception en fortifiant tout l'organisme et en plaçant l'appareil utérin dans l'état normal.

J'ai la conviction que l'emploi sagement et savamment combiné des Eaux bicarbonatées, ferro-manganiques et ferro-arsénicales de Vals deviendront, dans un avenir très-prochain, d'un usage habituel dans le traitement des affections si nombreuses qui peuvent atteindre les organes utérins et qu'elles seront préférées à celles de Vichy dans toutes les circonstances où des accidents dyspeptiques ou autres viendront compliquer ces maladies.

DIABÈTE.

Que le foie soit l'organe producteur du sucre (A. Bernard) ; qu'il en soit l'organe collecteur (Mialhe) ; que le sucre se produise par une modification pathologique dans la digestion et l'absorption des féculents (Bouchardat) ; par la gêne des phénomènes respiratoires qui déterminent une combustion incomplète du glucose (Alvaro-Regnoso) ; qu'il soit la *goutte dans le sang* (Marchal de Calvi) ; etc., il est aujourd'hui acquis à la science que les eaux bicarbonatées sodiques possèdent une action, sinon curative, du moins fort remarquable contre cette singulière affection.

Ici il faut avoir recours, dans la majorité des cas, aux Eaux alcalines *fortes et froides* ; celles chargées en fer sont aussi quelquefois préférées. Or Vals, sous ce double rapport, présente aux médecins des ressources plus nombreuses et plus avantageuses que Vichy. Ceci me paraît incontestable.

Nous avons pu nous assurer que les Eaux de la *Désirée*, de la *Rigolette* et surtout de la *Magdeleine* avaient une grande efficacité contre le diabète. En effet, sous leur influence, le sucre disparaît peu à peu, puis complètement des urines, la soif s'apaise, la vision reprend son intégrité, les forces générales renaissent, la constipation fait place à des selles bilieuses d'abord, puis régulières ; le calme succède au malaise, le sommeil à l'insomnie. Ces faits sont constants, authentiques et incontestables.

M. Durand-Fardel, selon son habitude, réserve pour Vichy, *seul en France*, l'avantage de la curation du diabète sous le spécieux prétexte « que Vichy est la *seule* station thermale dans laquelle le traitement des diabétiques ait été encore fait avec quelque suite. » Puis le célèbre balnéographe ajoute : « Nous disons Eaux de Vichy et non pas bicarbonatées sodiques parce que nous devons nous en tenir *ici* aux données de l'expérience acquise. » Ce raisonnement, si c'en est un, me paraît peu concluant. Ceci soit dit sans vouloir le moins du monde déplaire au savant inspecteur d'Hauterive.

MALADIES GÉNÉRALES.

Les Eaux ferro-manganiques — *Rigolette* — et ferro-arsénicales — *Dominique* — de Vals jouissent, depuis longues années, d'une incontestable efficacité dans la chlorose. Ce mot, assurent Pétrequin et Socquet, réveille presque involontairement dans l'esprit du praticien l'idée de médication ferrugineuse. « Si la chlorose domine la pathologie de la femme, d'un autre côté, le fer domine la thérapeutique de la chlorose. *(Trousseau et Pidoux)*. » Pour tous les médecins, en effet, le fer est aujourd'hui la *panacée* des maladies chloro-anémiques: mais seul il ne guérit pas toujours.

« Il faut dire aussi — parce que c'est une vérité que l'on comprend en vieillissant dans la pratique — que le fer, après avoir amendé rapidement les accidents les plus graves de la chlorose, devient quelquefois tout-à-coup impuissant, et nous laisse désormais en présence d'une maladie qu'il semble dominer en général avec tant de facilité. »

« Ce qui fait défaut à l'organisme, ce n'est pas le fer qu'il est toujours facile d'introduire en quantité très-suffisante par l'alimentation ; c'est la faculté d'assimiler ; c'est là ce qui frappe si souvent d'impuissance toute médication ferrugineuse. » *(Trousseau et Pidoux.)* Cela est si vrai que Hoffmann, Gardien, Halmilton, Broussais et toute son école, et tout récemment M. Beau, etc., frappés de la fréquence des troubles gastriques chez les chlorotiques, en ont fait le point de départ de la chlorose. C'est dans ces circonstances, qui sont loin d'être rares, que nos Eaux ferro-manganiques et ferro-arsénicales peuvent rendre les plus grands services, en augmentant la faculté digestive, en rappelant à son état normal l'appétit perverti, en un mot, en favorisant la faculté *d'assimiler*. M. Roubaud, si bon juge ici, a donc raison de dire que dans le traitement de la chlorose, la principale, la première indication à remplir consiste à faire manger et à faire digérer les malades.

Cette faculté d'assimilation, nos Eaux la possèdent à un haut degré ; elles la doivent à l'heureuse association du fer, du manganèse, du bicarbonate de soude, de chaux, de magnésie et autres substances qui les minéralisent et qui contribuent puissamment à l'assimilation des principes martiaux. Ce sont ces principes qui font que nos Eaux n'ont pas les caractères débilitants signalés si souvent et par tant d'écrivains dans les Eaux de Vichy.

J'ai constamment observé que sous l'influence de l'eau de la Rigolette, de la Dominique, employée avec constance, avec persévérance, les chloro-anémiques ne tardent pas à se sentir plus alertes, plus vives, plus gaies, plus fortes et surtout moins frileuses ; leur appétit renaît, leur teint se colore, l'embonpoint se prononce. Alors une rénovation complète s'opère dans toute l'économie avec une facilité qui tient quelquefois du merveilleux. C'est dans les affections chloro-anémiques, simples ou compliquées que nos Eaux ont une supériorité incontestable et incontestée sur celles de Vichy.

« L'arsenic et le fer exercent une influence considérable sur la chlorose. Tous deux la guérissent, mais par des moyens différents, dépendant de propriétés spéciales.

L'un et l'autre agissent sur le système nerveux. L'arsenic est essentiellement tonique-névrothénique ; son action plus étendue, plus universelle, porte sur l'innervation tout entière.

Le fer est essentiellement tonique-réconstituant ; il agit particulièrement sur l'innervation nutritive, sur la sanguification, sur l'assimilation.

Comment procèdent-ils dans la chlorose ? Je veux surtout parler de la chlorose achevée, propre à la jeune fille, de celle qui, presque toujours, est compliquée de troubles nerveux,

L'arsenic, par ses propriétés toniques et régulatrices sur l'innervation générale, calme d'abord les névropathies et relève bientôt après les fonctions digestives et assimilatrices elles-mêmes. Il met en jeu toutes les aptitudes à la fois et communique à l'économie entière une stimulation douce, profonde, continue. Évidemment, la sanguification participe aussi à ce bien-être universel, et le liquide qu'elle est chargée d'élaborer devient plus riche en globules, plus plastique qu'il n'était auparavant.

Le fer, au contraire, agit directement sur la nutrition, et secondairement sur l'innervation générale ; tout s'enchaîne dans l'organisme ; le réveil et le rétablissement d'une fonction appellent le réveil et le rétablissement de toutes les autres : après avoir opéré la reconstitution du sang et favorisé l'assimilation, il calme donc les troubles nerveux engendrés par la chlorose.

En deux mots, l'arsenic, médicament spécial de l'état nerveux, a une action immédiate sur les névropathies de la chlorose, et secondaire sur la chlorose elle-même ; le fer, médicament spécial de la chlorose, agit primitivement sur elles et consécutivement sur les accidents névropathiques. » (*Isnard*) (1).

On ne saurait mieux dire et en meilleurs termes.

Oui, c'est parce que le fer et l'arsenic, que contient l'eau de la Dominique, s'y trouvent associés dans des proportions relatives qui ne sauraient être plus convenablement établies, et qu'on dirait avoir été calculées d'avance, pour obtenir les meilleurs effets possibles, que la station de Vals a le droit de réclamer pour elle *seule*

(1) *De l'arsenic*, dans la pathologie du système nerveux, p. 103.

toutes les affections chloro-anémiques qui ont résisté avec une invincible opiniâtreté à toutes les préparations ferrugineuses et autres ; c'est dans le traitement de ces affections que notre station n'a pas de rivale, non seulement en France, mais en Europe.

FIÈVRES INTERMITTENTES.

Depuis 15 ans, j'ai consciencieusement et constamment observé que de nombreux malades atteints de fièvres intermittentes, portant le cachet le plus prononcé de la cachexie paludéenne, et qui avaient vainement pris pendant longtemps des doses relativement considérables d'acide arsénieux, guérissaient en quelques semaines par l'usage en boisson de l'eau de la Dominique à dose convenable.

Il est aujourd'hui pour moi définitivement démontré que l'eau ferro-arsénicale de cette source est l'agent thérapeutique le plus sûr, le plus héroïque que l'on puisse opposer aux fièvres intermittentes de tous les types, aux cachexies paludéennes, aux engorgements spléniques qui ont résisté aux préparations quiniques et autres. C'est de l'eau de la Dominique que Pleneiz aurait pu dire : « qu'elle seule guérit les fièvres intermittentes *tutô, citô et juconde.*

De l'aveu même de M. Prunelle, on ne guérissait pas à Vichy les engorgements de la rate ; ce n'est, d'après ce savant inspecteur, que lorsqu'on eut découvert l'eau ferrugineuse — *Lardy* — qu'on a obtenu des résultats plus satisfaisants. De l'aveu de tous les médecins de Vichy, les eaux de cette célèbre station sont impuissantes contre les accès intermittents, qu'ils conseillent de combattre par le sulfate de quinine.

C'est, à n'en pas douter, à l'arséniate de soude qu'elle contient dans des proportions infiniment heureuses pour son administration intérieure, plutôt qu'au sulfate de fer comme on l'avait cru jusqu'ici, que l'eau de la *Dominique* doit ses *vertus anti-périodiques*

« La tradition de leur efficacité contre les fièvres intermittentes, quelle que soit leur cause, s'est maintenue, et dans le pays, fort au loin, les médecins et les malades sont d'accord pour ordonner et prendre l'eau de la Dominique pour tous les cas où le quinquina et la quinine sont indiqués. Cette réputation est méritée. »

J'ai pu observer qu'une saison de 20 à 30 jours suffisait, dans la majorité des cas, pour guérir radicalement les fièvres intermittentes et les cachexies paludéennes, mais qu'il n'en était pas de même des engorgements spléniques. Souvent alors les malades sont obligés de venir plusieurs années de suite pour obtenir une résolution complète.

Je le déclare hautement, les malades atteints de fièvre intermittente, de cachexie paludéenne prolongée, avec anémie profonde, guérissent à Vals plus sûrement et beaucoup plus souvent qu'à Vichy. Ceci est incontestable et restera incontesté, attendu que cela résulte d'une masse d'observations cliniques qu'a sanctionnées une expérience trois fois séculaire.

Il est d'observation que l'arsenic exerce une action plus étendue, plus profonde, plus durable que le sulfate de quinine : il possède encore sur ce sel un avantage digne d'être signalé ; il est mieux supporté et peut être longtemps employé sans provoquer l'intolérance. Enfin, l'eau de la *Dominique* est le *médicament de la périodicité chronique, comme le sel de quinine est le médicament de la périodicité aigüe.* Cette eau, dont la composition est sans analogue en Europe, triomphe réellement des fièvres intermitentes, anciennes, récidivées, invétérées, rebelles ; sous ce rapport, aucun médicament ne peut lui être comparé. Vichy serait fier et heureux de posséder dans son bassin une pareille richesse hydrologique ; richesse dont Vals n'a encore que faiblement profité, mais qu'elle se propose d'exploiter d'une manière complète.

Ainsi, Vals peut aujourd'hui, mieux que Vichy, appeler et guérir tous les malades atteint des fièvres intermittentes palustres, ou sous l'influence des nombreuses affections que les accès peuvent entraîner à leur suite.

Ce n'est pas seulement dans la cachexie palustre avec fièvre ancienne, récidivée et rebelle au quinquina que l'eau *arsénico-ferrugineuse sulfuriquée* — O. Henry — de la Dominique est utilement employée ; elle est encore avantageuse dans la cachexie scrofuleuse et syphilitique. Je ne dois point entrer ici dans la question de savoir comment et en vertu de quels principes agissent les eaux de la Dominique dans les manifestations diverses de la cachexie scrofuleuse et syphilitique ; je n'ai point à dire non plus si l'arsénic que cette source contient à dose si convenable, est la cause déterminante de ses bons effets thérapeutiques, je préfère m'en tenir aux données de l'observation et de l'expérience et me borner à constater son efficacité dans ces graves affections.

Les eaux de la Rigolette d'abord, puis celles de la Dominique, quelquefois même l'usage de ces deux sources employées simultanément ou alternativement, produisent d'excellents effets dans le catarrhe pulmonaire, l'asthme, la phthisie pulmonaire, etc., etc. Le cadre de cet opuscule ne me permet pas de formuler une opinion sur le rôle que joue l'arsenic et l'acide sulfurique vis-à-vis de ces terribles affections. Je remplirai bientôt cette regrettable lacune.

Les eaux de Vals sont évidemment plus riches que celles de Vichy en principes minéralisateurs importants, et cependant, je n'ai pas cru devoir leur donner des vertus thérapeutiques que la richesse et la variété de leur minéralisation leur assurent sur leurs rivales de l'Allier dans presque toutes les maladies.

Si je n'ai pas suffisamment insisté sur la composition chimique de nos sources bicarbonatées sodiques et établi un parallèle plus complet entre les eaux de Vals et celles de Vichy, c'est que, malgré notre respect et notre reconnaissance pour les immenses découvertes de la chimie, nous croyons qu'en médecine les sciences doivent *servir les études cliniques et non les asservir.*

J'ai déjà employé nos Eaux ferro-manganiques et ferro-arsénicales dans quelques affections dyscrasiques : scrofule, scorbut, et les résultats que j'en ai obtenu me donnent la certitude qu'elles sont appelées à rendre de grands services dans le traitement de ces affections.

Sans doute, les faits que j'ai observés sont encore bien peu nombreux, et l'on sait que, dans les cas de ce genre, il est facile de se faire illusion, en attribuant aux Eaux ce qui est le fait d'une amélioration survenue à la suite du séjour dans un lieu où le malade respire un air vif et pur ; où il est sous l'influence d'un régime régénérateur ; mais nos Eaux n'auraient-elles d'autres avantages que de relever l'appétit, de faciliter les digestions, que leur place serait assez bonne et leur utilité assez grande.

Je pourrais expliquer l'action de nos Eaux par leur composition chimique, mais cette explication me conduirait trop loin.

J'ai parcouru, à propos du parallèle que je viens d'esquisser, tout le cadre des maladies chroniques tributaires de la médication alcaline et ferro-arsénicale. On me reprochera sans doute de n'avoir su éviter l'écueil contre lequel vont échouer la plupart des auteurs qui écrivent sur un agent médical, et d'avoir fait des Eaux de Vals un *remède universel*. C'est, qu'effectivement, plus on étudie un moyen, plus on apprend à le manier et plus on se persuade que dans les maladies, quelquefois les plus diverses, il peut se trouver des circonstances analogues qui réclament la même médication. Il s'agit alors de bien poser les indications et non de se laisser guider par le nom de la maladie. C'est là, précisément, ce que j'ai voulu faire. C'est au corps médical à m'apprendre si j'y ai réussi.

Le parallèle que je viens de tracer offre un si puissant intérêt, au point de vue de l'hydrologie médicale, que je ne résiste pas au désir de faire connaître *in extenso* un article inséré dans l'*Abeille médicale,* à la date du 19 juin dernier. Cet article prête un vigoureux appui à l'œuvre que je voudrais fonder sur des bases larges et solides. Cet article me paraît fait de main de maître ; le voici :

« La science hydrologique fait chaque jour de nouvelles conquêtes. La chimie pénètre hardiment les arcanes les plus secrets de nos Nayades, et nous savons pourquoi certaines eaux que nous prescrivions empiriquement agissent dans des maladies que nos pères réputaient incurables. L'eau est un puissant agent, et selon les principes qu'elle contient, elle devient un des moyens les plus héroïques que le médecin puisse employer.

« Mes confrères de Paris ont dû s'apercevoir depuis quelques années de l'heureuse modification apportée aux renseignements que nous recevions de nos sources les plus usitées. Quelques fascicules surnageaient autrefois au milieu d'une foule de prospectus qui, émanant tous de l'industrie, n'attiraient nullement notre attention.

Aujourd'hui, nous recevons de savants mémoires écrits par nos praticiens les plus éclairés ; ils ne nous recommandent pas leurs eaux, mais ils nous racontent ce qu'ils en ont obtenu ; ils nous expliquent de la manière la plus claire comment il faut les donner, quels sont les effets produits pendant leur emploi, et ceux qu'on ne peut attendre qu'au retour. En un mot, ne pouvant nous faire juger *de visu* du résultat de leurs opérations, ils mettent tous leurs soins à ne nous laisser rien ignorer. Ce procédé les honore et élève l'hydrologie à la hauteur d'une science.

« Parmi les mémoires nombreux dont je suis entouré au moment même où j'écris, j'ai lu avec un grand intérêt plusieurs notices et articles publiés dans les journaux de médecine, avec la signature du Dr Tourrette, de Vals (Ardèche). J'ai reconnu là le cachet de bonne foi d'un honorable médecin qui laisse échapper de sa grande expérience toutes les vérités qu'il a pu amasser dans une pratique très-longue. D'ailleurs, ce nom de Vals ne m'était pas inconnu. Il s'y rattachait un souvenir de trente ans qui m'était resté gravé dans l'esprit. Dans un voyage, que je fis avec Fodéré, mon illustre père, dans le midi de la France, le célèbre Dupasquier, de Lyon, nous avait recommandé ces eaux, comme très bi-carbonatées et ferrugineuses. On ignorait à cette époque que l'une de ces sources, la plus énergique, *la Dominique*, contînt de l'arséniate de fer. Dès 1842, à mon arrivée à Paris, je me souvins de la recommandation, et il m'arriva souvent de substituer avec avantage aux Eaux de Vichy, les Eaux de Vals.

« Lorsque j'appris qu'on avait découvert de l'arsenic en *notable quantité* dans les eaux de la Dominique, j'abandonnai mes expérimentations sur les autres sources, dont les qualités fondantes et apéritives sont bien constatées, pour étudier exclusivement les effets produits par l'arséniate de fer contenu dans cette eau.

« Ma clientèle pauvre m'offrait un vaste champ. Un de mes riches clients qui avait guéri sous l'influence de ces eaux m'a permis d'en user largement. Médecin du Bureau de bienfaisance et d'une maison hospitalière desservie par vingt sœurs, j'ai souvent trouvé l'occasion de prescrire l'usage de la *Dominique*.

« Les sœurs de St-Vincent de Paul, les petites-Sœurs des Pauvres et les Sœurs auxiliatrices des âmes du Purgatoire sont, on le sait, constamment près des pauvres. Or, si la misère prolongée détermine une débilitation profonde de l'organisme, et par suite expose à contracter les maladies qui en découlent, les personnes qui se vouent à soigner les pauvres ne tardent pas à participer aux mêmes influences. Combien avons-nous vu durant les années que nous avons passées dans les hôpitaux de jeunes sœurs devenues promptement chloro-anémiques. Ce n'est pas la phthisie, mais on est sur les limites, et combien il s'en faut de peu que la poitrine se prenne !

« Dans ces affections si communes et si graves, le fer seul est souvent dangereux. Associé à l'arsenic qui est un modificateur puissant, il est plus toléré, et s'il se trouve répandu en notable proportion dans une eau minérale naturelle, comme dans la source Dominique de Vals, il s'assimile avec la plus grande facilité et peut produire des résultats que nul autre moyen n'aurait produits.

« C'est surtout dans les affections cachectiques, que je les ai employées avec le plus de succès. Sous leur influence, j'ai vu l'appétit se relever, les fonctions digestives s'opérer plus facilement, la respiration devenir plus régulière et les forces revenir promptement. Ces eaux mêmes sont tellement énergiques, quoique transportées, que je n'ose les prescrire en commençant le traitement qu'à la dose d'un verre le matin et d'un verre le soir pris toujours aux repas, doublant cette dose rapidement lorsque l'estomac les supporte.

« L'on comprendra aisément quel peut être le cadre des maladies qui pourront nécessiter l'usage de la Dominique. Outre les cas de cachexie générale, elles seront certainement utiles dans les fièvres intermittentes rebelles, dans le traitement desquelles dès 1809, mon père avait constaté l'efficacité de l'arsenic ; dans les névralgies, dans l'asthme, les maladies de la peau, les affections tertiaires, les écoulements chroniques, la spermatorrhée, les affections cancéreuses, enfin dans un grand nombre de maladies chroniques réputées incurables.

« La chimie, cette grande science des temps modernes, qui croit à tort pouvoir tout expliquer, nous a-t-elle donné la clef des guérisons obtenues par les eaux minérales dans des affections rebelles ? Toutefois les analyses les plus complètes ne nous rendent pas raison des effets produits, et il restera en cette chose, comme en bien d'autres, un *quid ignotum* que l'homme ne saura jamais découvrir. A la physique de nous dire si, comme le pense M. Scoutteten, c'est l'électricité qui agit. Quoi qu'il en soit, nous devons bien souvent en médecine, nous contenter de guérir, sans nous rendre un compte exact de la valeur des procédés que nous employons. De plus, l'obscurité qui règne encore dans la composition intime des eaux minérales naturelles, doit nous faire conclure que ces eaux ne seront jamais remplacées avec succès par des composés laboratoires; la vie leur manquerait, ce principe intérieur qui échappe à l'analyse, et qui doit être considéré comme le principal agent de guérison. Il est une classe d'eaux minérales que nous prescrivons le plus souvent à cause de la fréquence des maladies qu'elles sont appelées à combattre. Les phlegmasies chroniques de l'estomac et des intestins, les engorgements du foie, la gravelle rouge, le diabète, sont heureusement modifiés par la médication altérante, consistant surtout dans l'emploi des eaux alcalines. Certes, nous ne pouvons refuser aux eaux de Vichy la gloire d'avoir triomphé de maladies très-graves ; mais leur popularité est devenue un danger ! Je ne parle pas de ce qui se passe sous les yeux de nos médecins inspecteurs si éclairés et si consciencieux ; mais j'en appelle à tous mes confrères : Quel est celui d'entre nous qui n'a pas engagé ses dyspeptiques à user des eaux de Vichy ? cette prescription souvent banale est promptement adoptée par le malade qui, la trouvant bonne, n'hésite pas à prolonger le traitement beaucoup plus qu'il n'eût été convenable, jusqu'au moment où, s'étant alcalinisé avec excès, et succombant à la cachexie, il a de nouveau recours à nous, ignorant encore la cause du mal, et nous déclarant que les eaux de Vichy, prises pendant six mois n'ont pu le guérir !

« Ce qui m'a toujours fait distinguer les eaux de Vals, c'est l'innocuité dont elles jouissent. Plus alcalines que celles de Vichy, elles contiennent, par la combinaison la plus bienfaisante de la nature, les agents les plus propres à combattre la décomposition du sang : le fer et le manganèse fixés et tenus en dissolution par le gaz acide carbonique.

« Toutefois, l'on ne saurait assez se pénétrer de cette maxime : que les eaux minérales naturelles possédant, par suite d'une combinaison particulière et d'un élément mystérieux, une puissance thérapeutique très grande, ne doivent être prescrites que temporairement et selon les indications les plus précises, si l'on ne veut s'exposer, pour guérir un organe malade, à détruire l'économie tout entière.

« L'attention du corps médical est fixée sur ces eaux de l'Ardèche dont la composition n'avait frappé qu'un petit nombre de médecins ; j'ai été pendant plusieurs années leur modeste partisan, et j'ai cru de mon devoir de leur fournir aussi mon témoignage. Aujourd'hui nous possédons sur leurs propriétés et sur leur mode d'emploi d'excellents Mémoires, et notre grande Cour d'appel en matière de science médicale a déjà prononcé un jugement qui leur est favorable. Les eaux de Vals n'ont pas l'ambition de détruire la réputation de celles qui leur sont congénères ; Vichy, Pougues et Bussang auront toujours droit, dans certains cas, à notre confiance ; mais il est une vérité qui doit encore découler de la pratique des eaux minérales, c'est que leur abondance n'est pas un mal. Indépendamment de l'émulation qu'excite la concurrence, nous avons la conviction qu'il y a un choix continuel à faire entre toutes celles qui nous sont présentées comme guérissant les mêmes maladies. L'idiosyncrasie de chacun de nos clients doit être consultée avant tout et tel malade guérira dans une région, tandis que telle autre lui eût été nuisible. Laissons donc les eaux de Vals prendre aussi leur place parmi nos plus grandes richesses hydrologiques : l'avenir prouvera qu'elles étaient dignes de sortir de l'oubli. »

Paris, 23 mai 1865.

Dr Fodéré.

CONCLUSION.

Il ressort évidemment de notre travail que les Eaux de Vals doivent donner, et donnent en effet, des résultats plus favorables que celles de Vichy dans toutes les affections où les éléments fondants, altérants, résolutifs, excitants, toniques, reconstituants, analeptiques, ont des indications précises. De plus, on trouve à Vals des sources qui, par la diversité de minéralisation et de gaz, s'accommodent mieux que celles de Vichy aux divers tempéraments, aux différentes idiosyncrasies et à l'intensité des maladies tributaires de la médication alcaline et ferro-arsénicale. Enfin, on n'a jamais à redouter à Vals l'effet *fluidifiant* qui produit si fréquemment à Vichy cette hyposthénisation, cette dépression des forces qui rend si périlleux le traitement des maladies très-chroniques par les Eaux minérales de cette dernière station.

Nous traitons à Vals, avec un égal succès, toutes les maladies qu'on traite à Vichy, et avec un avantage plus marqué, les maladies gastro-intestinales si nombreuses et si variées et tout particulièrement les affections hépatiques, génito-urinaires, diabétiques, albuminuriques, chloro-anémiques, intermittentes palustres; alors surtout qu'elles s'accompagnent d'une débilité générale si commune dans les affections de long cours.

Il est donc de la dernière évidence que les Eaux de Vals ne sont pas seulement, comme on l'a dit jusqu'ici, les mêmes que celles de Vichy, mais qu'elles leur sont préférables et supérieures même au double point de vue chimique et thérapeutique dans un grand nombre d'affections sous-diaphragmatiques.

FIN.

TABLE DES MATIÈRES.

Pages.

ERRATA.

Page 3, ligne 21 : au lieu de *inapréciable*, lire *inappréciable*.
Page 11, ligne 32 : au lieu de *modification*, lire *médication*.
Page 14, ligne 5 : au lieu de *biscarbonatées*, lire *bicarbonatées*.
Page 20, ligne 16 : au lieu de *intoxidations*, lire *intoxications*.
Page 22, ligne 19 : au lieu de *votimuration*, lire *vomituration*
Page 26, ligne 18 : au lieu de *boutonnées*, lire *boutonnés*.
Page 31, ligne 1 : au lieu de *alcalines*, lire *carboniques*,

Aubenas, imp. Cheynet.

Société générale des Eaux minérales de VALS

Prix de la caisse d'origine de 50 bouteilles : 32 f. 50 à Paris

Les Eaux minérales de VALS (Ardèche) Sources : **Précieuse. — Magdeleine. — Désirée. — Rigolette. — St-Jean et Dominique,** se transportent et se conservent plusieurs années sans aucune altération.

Les bouteilles sont en **verre noir,** coiffées d'une **capsule en étain** portant le nom de la source à laquelle l'eau a été puisée et revêtue d'**une étiquette** relatant les noms des six sources.

Les **Eaux minérales** naturelles de Vals et les **pastilles digestives et toniques** fabriquées avec les sels extraits des sources se trouvent chez les dépositaires et les pharmaciens des villes ci-après :

(Le prix de la bouteille dans toutes les pharmacies de France est de 80 c.)

Correspondants directs de la Société générale à Paris, MM.

Benezet, 19 rue Taranne.
Boilevin, 18 rue Jean-Jacques Rousseau.
Cazaux aîné, 3, passage Ste-Croix de la Bretonnerie.
Cazaux aîné, 9 rue des Billettes.
id. 61 Boulevard de Sébastopol.
id. 62 rue de Saintonge.
D'Esebeck, 12 rue Jean-Jacques Rousseau.
Dorvault (ph centrale de France), 7, rue de Jouy
Duband, 93 rue du faubourg St-Honoré.
Gamot, 30 rue du Dragon.
Julien, 31, Boulevart St-Michel.
Julien, 2, rue des Vieilles Haudriettes.
Lafont et Cie, 20, rue J-J Rousseau.
Lebault, 29, rue de Palestro.
Lescun, 18, rue de Choiseul.
Pasquet et Cie, 42, rue de Grenelle St-Honore.
Pharmacie normale, 15, rue Drouot.
Pharmacie rationnelle, 4, rue du Faubourg Poissonniere.
Pyramides (aux), 187, rue St-Honoré.
Simonet, 60, rue Caumartin
Societe des eaux de Contrexéville, rue de la Michodière.
Societe d'hydrologie allemande, 11 rue de la Michodiere
Vichy (Cie de), 22, Boulevard Montmartre.

Détail dans toutes les pharmacies de Paris et des départements à 0 fr. 80 c. la bouteille.

ARTEMENTS.	NOMS DES VILLES.	Noms des dépositaires et Pharmaciens.	DÉPARTEMENTS.	NOMS DES VILLES	Noms des dépositaires et Pharmaciens
Ain.	Bourg,	H. Jambon.	Aube	Troyes,	Ruelle et Gibier.
	Belley,	A. Martin.	»	Bar-sur-Aube,	Jacquinot.
	Amberieux,	Soffray.	»	Bar-sur-Seine,	Pascalis.
	Lagneux,	Giraud.		Nogent sur Seine	Bourotte.
	Nantua.	Mercier.			
			Aude	Carcassonne	Dentie.
Aisne.	St-Quentin.	Museux.– Lecocq	»	Castelnaudary,	Roussilhe.
»	Soissons,	Velain.	»	Limoux,	Barriere.
»	Château-Thierry	Lefèvre.	»	Narbonne,	Rustant.
»	Laon,	Dominé.			
			Aveyron	Rodez,	Artus.
es maritimes	Nice,	Thaon, et les ph.	»	Espalion,	Ricard.
»	Grasse,	Eybert.	»	Milhau,	Maurel.
»	Antibes,	Joubert.	»	St-Afrique,	Vernhet.
»	Cannes,	Gras.	»	Villefranche,	Lalapie.

DÉPARTEMENTS.	NOMS DES VILLES.	Noms des dépositaires et Pharmaciens.
Bouches du Rhône	Marseille,	9, r. Paradis, Ozil. r. d'Isoard, 19, et chez tous les ph.
	Aix,	Michel. — Alexis.
	Arles,	Dumas jeune.
»	Tarascon,	V. Lignon.
Calvados	Caën,	Legrand.
»	Bayeux,	Lamare.
»	Falaise,	Dubuis.
»	Lisieux,	Levavasseur
»	Honfleur,	Delarue.
»	Vire,	Vaussy.
Cantal	Aurillac,	Thibal.
Charente	Angoulême,	Rogee
»	Cognac,	Chevalier.
Charente Infre	Larochelle,	Guerin.
»	Rochefort,	Saffat.
»	Saintes,	Barbot.
»	St-Jean d'Angely	Saffat.
Cher	Bourges,	Breu.
»	Vierzon,	Baudin.
»	St-Amand,	Robin.
Côte d'Or	Dijon,	Gautheret — Morelle.
»	Beaune,	Poncet.
»	Chatillon-sur-S.	Hezard.
	Semur,	Coubin.
»	Montbard,	Blesseau
Côte du Nord	St-Brieuc,	Guyot.
»	Lamballe,	Leveque.
»	Dinan,	Robert.
»	Guingamp,	Ribot.
»	Lannion,	Fortin.
Dordogne	Perigueux,	Bontemps.
»	Bergerac,	Monnet.
»	Riberac,	Fayolle.
»	Le Bugue.	Guebene.
»	Montignac,	Leymarie.
Doubs	Besançon,	Charton freres et chez tous les ph.
»	Beaume-les-Dam.	Bonnet.
»	Montbeliard,	Fallot.
»	Pontarlier,	Pessière.
Drôme	Valence,	Daruty — Mazade
»	Romans,	Germain
»	Montelimart,	Brun.
»	Tain,	Taillote.
Eure	Evreux,	Jacquot.
»	Gisors,	Lepage.
»	Bernay,	Couturier.
»	Louviers,	Labiche.
»	Neubourg,	Bulon.
»	Pont Audemer,	Auger.
Eure et Loir	Chartres,	Jatteau, Fouquet et Vinson
Eure et Loir	Chateaudun,	Lesbans.
»	Dreux,	M[illegible].
»	Nogent-le Rotrou	Pesche
Finistère	Quimper,	Le Bris.
»	Brest,	Auger,
»	Morlaix,	[illegible]
Gard	Nîmes.	Vidal, Delacour, Jalaquier et ch[illegible]
»	Aiguemortes,	Cocallas,
»	Beaucaire,	Degand
»	Calvisson.	Chousteau freres.
	St-Gilles,	Michel
»	Sommieres,	Fenouillet.
«	Alais,	L. Gannac.
»	Anduze,	Blanc.
	Uzès,	Escomier.
	Bagnols,	Vouland.
»	Pont-St-Esprit,	[illegible] freres.
»	Le Vigan,	Ferrier.
Haute-Garonne	Toulouse,	Chez tous les phar.
Gers	Auch,	Casenave.
»	Gondom,	Capuron.
»	Lectoure,	Massas fils.
»	Fleurance,	Lacoste.
»	Mirande,	Ducos.
»	Vic-Fezensac,	Caze
Gironde	Bordeaux,	L. Peychaud, allées de Tourny. et chez les phar
Herault	Montpellier,	Belugou freres et chez tous les ph.
»	Cette,	[illegible]
»	Beziers,	Bonnet, Barcas
»	Bedarieux,	Rivez.
»	Lodeve,	Cerfre
Ile-et-Vilaine	Rennes,	Serrel, et chez tous les pharm
Indre	Chateauroux,	Bonnet.
»	Leblanc.	Pichot.
»	La Chatre,	[illegible]
»	Issoudun,	Lecomte.
Indre-et-Loire	Tours,	Dardenne, Groisil et Soulacroix et chez les ph.
»	Chinon,	Tourlet.
»	Loches,	Souvant.
Isere	Grenoble,	Bastide et chez tous les ph.
»	Voiron,	Brun Buisson.
»	La Tour-du-Pin,	Berthet.
»	Bourgoin,	Bellue.
»	St-Marcellin,	Richa. «
»	Vienne,	Hugerot, Ginjot, Viguier
Loir et Cher	Blois,	Belaiden
»	Romorantin,	Mignon.
»	Vendome,	Bruland.

DÉPARTEMENTS	NOMS DES VILLES	Noms des dépositaires et Pharmaciens.
Loire	St-Etienne,	Arnault frères et chez les ph.
»	Rive de Gier,	Livrat.
»	St-Chamond,	Espach.
»	Roanne,	Lacolonge.
Loire-Inférieure	Nantes,	C. Houssier, et ch tous les phar.
Loiret	Orléans,	Dufour, Dupont, Hacard, Rabourdin.
»	Gien,	Fouchères.
»	Montargis,	Gottier.
»	Pithiviers,	Desforges.
Lot	Cahors,	Bergeotte.
»	Figeac,	Puech.
Lot-et-Garonne	Agen.	J. D'heur.
»	Marmande,	Gardey.
»	Tonneins,	Menon.
»	Nerac,	Rolliade.
»	Villeneuve d'Ag	Renour.
»	Ste-Livrade,	Amouroux.
Maine-et-Loire	Angers,	Richoud, et ch. les pharm.
Manche	St-Lô,	Lecaucheix.
»	Avranches,	Coquelin.
»	Cherbourg,	Vigne.
»	Coutances,	Chevalier.
»	Valognes,	Lemonier.
Marne	Chalons sur Marn.	Cordier, et ch. tous les phar.
»	Epernay,	Verneuil.
»	Reims,	Goubaud, Petit, Vilain.
»	Vitry le Français,	Bompard.
Mayenne	Laval,	Croissant.
»	Château Gontier,	[illegible]
»	Mayenne,	Nory.
Meurthe	Nancy,	Delcominette, et chez les phar.
»	Pont à Mousson,	Masson.
»	Lunéville,	Delcominette.
»	Toul,	Husson.
Meuse	Bar-le-Duc,	Picquot.
»	Ligny,	Toussaint.
»	St-Mihiel,	Pelletier.
»	Verdun,	Desival.
Morbihan	Vannes,	Gallimard et ch. les pharmac.
»	Lorient,	Baugle, et chez les pharmac.
Moselle	Metz,	Gehin, et chez tous les phar
»	Sarreguemines,	Marquaire.
»	Thionville,	Poinsat.
Nord	Lille,	Barillet, Milla, Bruneau, Boutillier et chez les pharmac.
»	Roubaix,	Coulogne.
»	Tourcoing,	Kerckove.
»	Cambrai,	Dumont.
»	Douai,	Legrand et chez tous les phar.
»	Dunkerque,	Thibaut.
»	Hazebrouk	Delie.
»	Valenciennes,	Descamps.
Oise	Beauvais,	Clement.
»	Clermont,	Violle.
»	Compiègne,	Beaudequin.
»	Noyon,	Demouy.
»	Senlis,	Chastaing.
»	Pont St-Maxence	Clement.
Orne	Alençon,	Houet.
»	Argentan,	Ozenne.
»	Domfront	Demerre.
Pas-de-Calais	Arras,	De Saint, Mathon, Lemaire, Rabache.
»	Béthune,	Delarue.
»	Boulogne-s-m.	Hamy, Leblanc, Boucher, Foure.
»	Calais,	Soubiteze.
»	Montreuil,	Binsse.
»	St-Omer,	Descelers Porion
Bas-Rhin	Strasbourg,	L. Dreyfus, Bou. Saverne et ch les pharm.
Haut-Rhin	Colmar,	Gault, et chez les pharmac.
»	Mulhouse,	Risler et Kuhlmann et chez les pharmac.
Rhône	Lyon,	Cartaz, q. de la Charité; Vachon, q. des Chartreux; Andre neveu, pl des Celestins, et chez tous les phar
»	Villefranche,	Prothière.
»	Tarare,	
Saône-et-Loire	Mâcon,	Lacroix.
»	Tournus,	Lacote.
»	Autun,	Duchamp.
»	Chalons-s-Saône.	Bauquin.
»	Charolles,	Dumont.
Sarthe	Le Mans,	Bouhomeh, Le boucher fils Levilain.
»	La Flèche,	Pottevin.
»	Mamers,	Charon.
»	St-Calais	Hardy.

DÉPARTEMENTS	NOMS DES VILLES	Noms des dépositaires et Pharmaciens.
Seine-et-Marne	Melun,	Ragot.
»	Fontainebleau,	Rabotin.
»	Meaux,	Gorlier.
»	Provins,	Cordier.
Seine-et-Oise	Versailles,	Belin, Cizos, Debains, Desprez, Gaffard-Gueulette, Ondinet, Rabot, Touraine.
»	St-Germain-en-L	Louis et Cie.
»	Corbeil,	Boucher.
»	Mantes,	Cointreau.
Seine-Inferieure.	Rouen,	Delamarre, Esprit, Chevalier et chez les ph.
»	Elbeuf,	Pinchon.
»	Dieppe,	Tinel.
»	Le Hâvre,	Gellee, Guéroult, Lalouette, Lemaître
»	Fécamp,	Leseigneur
»	Yvetot,	Lepicard
»	Bolbec,	Lacaille
Deux-Sèvres	Niort,	Barraud
»	Bressuire,	Barrion
»	Parthenay,	Bonnet
Somme	Amiens,	Bor, Boucher, Descamps, Houdbine
»	Abbeville,	Pajot
»	Montdidier,	Colin
»	Peronne,	Derminy
Tarn	Alby,	Laticule
»	Castres,	Labatat
»	Mazamet,	Laure
»	Gayac,	Rossignol
»	Lavaur,	Lacharier
Tarn-et-Garonne	Montauban,	Anglas, Espinasse, Piax fils, Prunelis-Castel
»	Castel-Sarrazin,	Issaujon
»	Beaumont,	Galopin
»	Moissac,	Lamboulas
Var	Draguignan,	Dupré
»	Frejus,	Courbassier
»	Brignolles,	Maille
»	Toulon,	d'Oliolle, aîné, Michel, Honoraty
»	Hyères,	Verignon
»	La Seyne,	Cyrus

DÉPARTEMENTS	NOMS DES VILLES	Noms des dépositai et pharmacie
Vaucluse	Avignon,	Blanc, Barr Megy, Pegu rier, Gass fils
»	L'Isle,	Tourrel
»	Apte,	Granon
»	Carpentras,	P Ely, Ulpat
»	Orange,	Limasset, Lan bricot
»	Valréas,	Durand
Vendée	Napoléon Vendée	Billet, Amiaud
»	Sables-d'Olonne,	Letard
»	Fontenay l Comte	Delacour
Vienne	Poitiers,	T Mauduyt, chez les ph
»	Chatellerault,	Messelin
»	Couhet,	Dupont
»	Loudun,	Poitier
»	Montmorillon,	Comte
Haute-Vienne	Limoges,	Barny, Duboy Larue, Dubarr
»	Bellac,	Brisset
»	St-Junien,	Defaye, fils
Yonne	Auxerre,	E. Glaise.
»	Avallon,	Rameau
»	Joigny,	Boudier
»	Sens,	Poumier
»	Tonnerre,	Legris
Algérie	Alger,	Mendès, et che les pharmac
»	Constantine,	A. Pons
»	Bône,	Abadie
»	Philippeville,	Vigna
»	Oran,	Martel

Les **Eaux de Vals** *s'expédient à l'étranger, dans les villes suivantes :*

Londres	Fort de France
Bruxelles	Cayenne
Genève	St-Denis (de la Réunion)
Genes	St-Louis (Sénegal)
Livourne	Calcutta
Milan	Suez
Naples	Rio-Janeiro
Rome	New-York
Barcelonne	Havane
Lisbonne	Saigon
Constantinople	Shang-Haï
Alexandrie	

www.ingramcontent.com/pod-product-compliance
Ingram Content Group UK Ltd.
Pitfield, Milton Keynes, MK11 3LW, UK
UKHW020215200726
13856UKWH00004B/1407

9 782011 304841